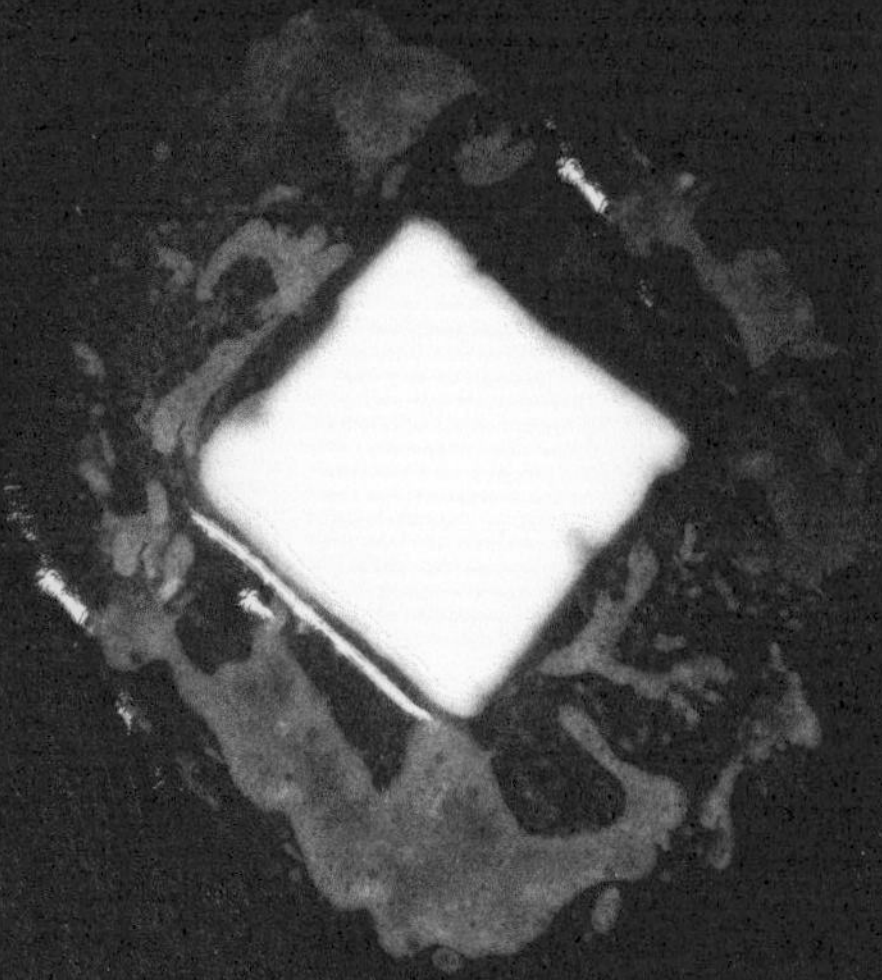

JN056297

THE BAD FOOD BIBLE

HOW AND WHY TO EAT SINFULLY

アーロン・キャロル
寺町朋子［訳］
AARON CARROLL
TERAMACHI TOMOKO

科学が暴く「食べてはいけない」の嘘

エビデンスで示す食の新常識

白揚社

妻のエイミーへ
なぜなら妻はもっと讃えられるべき人だからだ
それに、妻のおかげで私の人生は何もかもよくなった——食べるものも含めて

科学が暴く「食べてはいけない」の嘘　目次

◉〔　〕で括った個所は訳者による補足です。

序文

食べることを素朴に願う人びとにとって、今は大変な時代になった――「食べること」とは一般に、喜びを感じながら、ただ満足するまでおいしく食事をすることであり、昔の人びとが知っていた食べ方だと言える。ところが、今や私たちは、いざ夕食のテーブルにつくとビクビクしている。「体によい食べ物だけを食べろ」「悪い食べ物に気をつけろ」という囁《ささや》き声が脳裏にこだまし、頭がくらくらしてくる。この食に関わるモラルという足かせは、私たちの食べ物の選択を抑圧してきた。いつ反乱が起きてもおかしくない状況だ。そんな折に、ちょうど本書が登場した。『科学が暴く「食べてはいけない」の嘘（*The Bad Food Bible*）』は、まさしく食のモラルという考えに挑戦し、私たちをひどくおいしくて罪深い「食べること」へと解放してくれるうれしい本だ。

著者のアーロン・キャロルは、よく考えもせず定説に異論を唱えているのではない。彼は小児科の思慮深い教授で、どうすれば自分の患者によりよいアドバイスができるか、それに自分の食事を改善できるかを知りたいという純粋な探究心から栄養学に足を踏み入れた。そして、この分野には食事について「まったく異なる意見」を持った専門家が大勢おり、彼らが一方的なアドバイスをしていることに気づいた。アメリカ人が、自分が食べる物の選択について罪悪感を覚えていたり混乱していたりすることを知るのに、世論調査は必要ない。キャロルも同じように感じており、彼は栄養学分野を掘り下げる取り組みにおいて、すがすがしいほど厳密な科学的アプローチを用いている。

要するに、キャロルは地道なやり方を貫いて、世間の栄養専門家とは反対の立場を取っているのだ。彼は科学文献を丹念に調べるだけでなく、さらに重要なこととして、それらを比較検討して優先順位をつけている。これは読者が想像するよりはるかに珍しいことであり、快挙だ。

過去五〇年の栄養学における最大級の問題として、すべてのデータがどれもこれも、すなわち質の高いものも低いものも、説得力のあるものもそうでないものも、区分されていない一つの大きな枠のなかに雑然と放りこまれていることがある。いわゆる観察研究では、二つの物事に関連があることしか示せないが、観察研究から得られた根拠《エビデンス》が、ランダム化比較試験〔32頁にて詳述〕から得られた、より厳密な根拠《エビデンス》と対等の立場を与えられてきた。キャロルが説明するように、因果関係を示せるのはランダム化比較試験しかない。したがって、栄養について国民全体にアドバイスするために正当に用いることができるのは、ランダム化比較試験だけだ。それなのに、健康分野の専門家たちは、ランダム化比較試験以外の研究の結果も、ランダム化比較試験の結果と同等の科学的根拠《エビデンス》であるかのように見なしてきた。

よくあるように、こうしたデータの同等扱いは善意から始まった。長年の食事や生活の習慣が、どういうメカニズムで数十年後の病気や死を招くのかを突き止めることは複雑な課題であり、昔から栄養学の研究は難しいことで知られている。ことの発端は一九五〇年代だった。この時期のデータは少ないが、それまでの数十年間で心血管疾患による死亡が増加したため、専門家たちは病気を防ぐ食生活についてアドバイスするように迫られた。そこで彼らは、まだ確定していない知見に基づいてアドバイスをおこなった。その結果、初めのころのアドバイスの多くは間違いでしかなかった、ということになってしまった。

キャロルは「はじめに」で次のように述べている。「科学者や医師は、しばしば十分な根拠もないまま振る舞うという罪を犯している。つまり、十分な事実を踏まえずに食事のアドバイスをしているのだ。ほとんどの場合、彼らは正しいことをしようとしている。だが場合によっては、彼らの努力が裏目に出かねない」

キャロルいわく、それは「医学の知られたくない事情」だ。

キャロルは、バターや肉、卵、塩をめぐる、そもそもの大きな間違い――それらを極力避けるべきだという考え――について本書の前半で論じている。このような考えは、食に関する一般通念を長らく支えてきた揺るぎない柱のように思われていたが、近年になって部分的に、あるいは完全に覆されている。二〇一五年、アメリカの保健当局はコレステロールの摂取上限値を撤廃した——その基準があったせいで、私たちは数十年にわたり卵や貝を避けてきたのだ。また、五年ほど前から世界各地の研究チームが、塩の摂取は「少ないほうがいい」のか、肉やバターを避けることには確かな根拠があるのか、といった問題について長年支持されてきた考え方に異議を唱えている。結局のところ、これらすべての問題は、科学的に決着したというには程遠い。

　キャロルは、有機食品、ダイエット炭酸飲料、グルテン、アルコールなどをめぐる比較的最近の論争も、じつにくわしく取り上げている。こうしたテーマのどれについても栄養学ではかなりの進歩が見られるが、古い習慣が残っており、相変わらず多くの健康分野の専門家が確かなデータと根拠の薄弱なデータをごた混ぜにしている。キャロルは本書の温かく魅力的な案内人として、自らや家族の食習慣に関するおもしろい話を打ち明けてくれるが、科学の話では断固とした態度を取る。論争が続いているこれらの話題のいずれについても、彼は科学的根拠《エビデンス》を注意深く比較検討し、たとえ都合の悪い結論や俗受けしない結論に至ることになるとしても、科学的データに従う。

　たとえば、キャロルはダイエット炭酸飲料についてこう書いている。「子どもにダイエット炭酸飲料をときどき飲ませているからといって、私は自分が悪い親だとは思わないが、そう思う人もいるようだ」。さらに、「世間では『ダイエット炭酸飲料』の炭酸飲料の部分よりダイエットの部分——つまり人工甘味料——に対する反対論のほうが強そう」に見える、と。だが彼は、人工甘味料より砂糖などの糖類の危険性のほうが理解が進んでいると指摘し、ときどきダイエット炭酸飲料を飲んでも健康を害することはないと述べる。

キャロルは食品に対する恐怖をことさら煽ることに苦言を呈しているが、人工甘味料反対論はその一例にすぎない。特定の食品を槍玉に挙げているのは権利擁護団体も専門家も同じで、結果的に、一般市民は食生活に関するひどいアドバイスの影響を受けやすい状態にある。人びとは食品に対する病的な恐怖によって麻痺し、それこそスーパーマーケットのどの通路を歩くべきかわからなくなってしまう。それに、食品に関する知識が不確実なものであるため、イデオロギーや業界の策略、常套《じょうとう》的な詐欺がまかり通るのにうってつけの環境がつくり出され、基本的な栄養学ではなく、イデオロギーや願望、何かに対する情熱、さらには罪からの解放という宗教的なテーマを中心に据えたダイエット（食事療法）があれこれ登場することになる。

キャロルが本書（原書は *The Bad Food Bible*）を健康に悪い食べ物の「バイブル（聖書）」と呼ぶのは、彼の説明――彼が唯一おこなっている説教――が古きよき厳格な科学の話であることからすれば、皮肉かもしれない。だが、キャロルの根本的な主張は、科学的な裏づけのない信念に基づいた食べ方をやめて、本物の食べ物――要するに、昔の人びとが知っていたたぐいの食べ物――だけを食べるべきだということだ。そのほか、彼の主張には、望むのならときどきダイエット炭酸飲料も飲んでもいいということも含まれていると思う。それは悪くない。

「食べることは、人生の大きな喜びの一つだ。誤った情報やでたらめな科学に踊らされて、おいしいものを食べる楽しみを奪われてはならない」とキャロルは書いている。その言葉に賛成だ。

ニーナ・タイショーズ

ニーナ・タイショーズは調査ジャーナリストで、国際的ベストセラーで『ニューヨーク・タイムズ』紙のベストセラーとなった『脂肪についての大きな驚き（*The Big Fat Surprise*）』の著者である。同書籍は、『エコノミスト』紙によって二〇一四年のベスト・サイエンスブックに挙げられた。『ウォール・ストリート・ジャーナル』紙、『フォーブス』誌、『マザー・ジョーンズ』誌、『ライブラリー・ジャーナル』誌によっても二〇一四年のベスト・ブックに選ばれている。タイショーズは、栄養学を深く掘り下げて調べる以前には「ナショナル・パブリック・ラジオ」（アメリカの公共放送）の記者を務め、『ウォール・ストリート・ジャーナル』紙、『ニューヨーク・タイムズ』紙、『ワシントン・ポスト』紙、『ザ・ニューヨーカー』誌、『エコノミスト』紙などの多くの出版物に寄稿していた。彼女はイェール大学とスタンフォード大学で生物学を学び、アメリカ研究を専攻した。オックスフォード大学で修士号を取得し、コロンビア大学のグローバリゼーションと持続可能な開発センターの副所長を務めた。現在、ニューヨーク市在住。

科学が暴く「食べてはいけない」の嘘

はじめに

せんだって、旧友が訪ねてきた。彼は食べるのが好きで、私の妻も私も食いしん坊だ。そこで私たちは、ここインディアナ州のすてきなレストランに彼を連れていった。メイン料理を注文する段になって、私はよくある悩ましい状況に立たされていることに気づいた。「健康によい」品を注文すべきか、一番おいしそうな品を選ぶべきか?

幸い、私はこの手のジレンマに立ち向かう術《すべ》をかなりマスターしている。というわけで、ヒレステーキを選んだ。出てきた料理は、これまでに食べた肉のなかでも最高ランクだった。妻と友人は、もっと健康によさそうな品を注文した。二人は私ほど料理を楽しんだようには見えなかったが、次のような知識で自らを慰めたかもしれない。長い目で見れば自分は「正しい」選択をしたのだ、と。

だがはたして、そうだったのか？　それは誰に尋ねるかによる。

今日では、あらゆる自称専門家――医師から栄養士まで、ダイエットの指導者から個人トレーナーまで、ブロガーからユーチューバーまで、そして中間にいるもろもろの人――が、何を食べるべきか、なぜそうなのかについて根本的に違う意見を持っているようだ。これらすべての立場から、善意によるかもしれないとしても、やせられるだの、病気を治せる（または病気を完全に予防できる）だの、究極的には寿命を延ばせるだのといった食生活へのアドバイスが次々に打ち出される。「旧石器時代人のように食べるべきだ」「グルテンはいっさい避けるべきだ」「有機食品だけを食べるべきだ」「いやベジタリアンになるべきだ」「いやいやビーガン（完全ベジタリアン）になるべきだ」。これらのさまざまなアドバイスによって、私たちはあるダイエットに心引かれたかと思うと、今度は別のダイエットに心引かれる。そのあげく、たいてい振り出しに戻ってしまうのだ。ただし、以前より財布は薄くなり、ウエストは太くなった状態で。

もしあなたが、こうしたアドバイスの善し悪しが見分けられない、つまりどのアドバイスに従うべきかよくわからないというのなら、悩んでいるのはあなただけではない。私は医師で研究者であり、食の健康に関する研究の分析にとりわけ関心を抱いている。そんな私でも、玄米の効果や赤身肉の危険性といった一見単純なテーマをめぐる多種多様な見解について考えていると、眩暈《めまい》がしてくる。これが、食の健康に注目して本を書くことにした理由の一つだ。私は、健康的な食事とはどのようなものかについて自分の患者にアドバイスできるようになりたかったし、自分でもそれを実践したかった。

食品をめぐる対立した諸説には、一つの共通点がある。それは、一部の食品は食べると健康を害する、あるいは少なくとも、それらのせいで理想的な体重を保てないという考えだ。だが皮肉にも、食品に対するこうした考えは、かつてあった逆の考え——一部の食品のおかげで人間は死なないでいられる——から来ている。じつのところ、食品に関する最初期の「専門的な」アドバイスのいくつかは、一部の食品は健康を守ってくれるという考えに基づいていたのだ。

アメリカ農務省が承認した初めての栄養ガイドラインは、一八九四年に発表された。それは時代の産物だった。一九世紀後半、アメリカ人の摂取カロリーや肉や魚の摂取量は、世界のほとんどの国の人より多かった。それでも、多くのアメリカ人が栄養失調状態にあり、栄養不足が原因のくる病や脚気《かっけ》、壊血病などの病気は、今日よりはるかに多かった。結果として、専門家による食事のアドバイスでは、そのような栄養不足を解消するため、いろいろな食品をバランスよく食べることに重点が置かれていた。

ただし当時は、特定の食品成分と健康問題のつながりがよくわかっていなかった。そんな状況は二〇世紀に変わり始めた。ビタミンやミネラルを特定する方法が研究所で見出され始めたのだ。そして、個々の栄養素やビタミン、ミネラルと心身の健康との結びつきに関する理解が進んだ。こうした飛躍的な進歩をもとに、各国の政府が、ビタミンDやB、Cなどの豊富な食品やそれらを強化した食品の摂取を奨励する政策やガイドラインを策定した。こうした努力が実を結び、くる病や脚気、壊血病は現在、先進国ではほとんど見当たらなくなった。

そのような初期の成功を受け、多くの人びとは、一部の食品には薬効があるという印象を持った。だが、ビタミン欠乏症に当てはまることが、必ずしもほかの病気に当てはまるわけではない。特定の種類の食品をいっさい食べないことによって何かの病気が治るとは限らないうえ、じつのところ健康を害する可能性もある。

今日、西欧諸国のほとんどで死因の第一位となっているのが心疾患だ。そのため、心疾患死を減らすのに効果的な栄養ガイドラインを作成する取り組みが続けられてきた。たとえば、一九七〇年代には一部の科学者が、私たちはいくつかの栄養素、特に脂肪を摂取しすぎだと考えるようになった。栄養ガイドラインで、脂肪や脂肪の多い肉を避けるようにというアドバイスが出され始めた。私たちは、脂肪は健康に悪いと教えられた。

脂肪を控えよというのは、当時は賢明なアドバイスだと思われた。だが、ガイドラインが作られてから数十年が過ぎた今となっては、そのようなアドバイスのせいで事態が悪化したようにも見える。食事で脂肪や肉を減らしたら、そのぶんほかのものを食べなくてはならない。これは二〇世紀後半の人びとにとって、代わりに穀物などの炭水化物を食べることを意味した。結果は思わしくなかった。肥満の割合が急増し、糖尿病や心疾患の発生率も大幅に上がったのだ。

結局のところ、肉や脂肪は、研究者や医療専門家から悪者扱いされるような危険なものではけっしてなかった。少なくとも、多くの専門家が主張したほど悪いものではなかったのだ。コレステロールもそうだった。ところが私たちは、脂肪がそんなに危険ではないことを認め始めると同時に、健康を害する原因としてほかの食品に目をつけた。今日では、新たな「危険食品」として、グルテン、人工甘味料、うま味調味料などが槍玉に挙げられている。これらのどれも、あなたが思うほど危険ではない。それなのに、医療専門家も一般の人びとも、相変わらずそれらを悪者と決めつけている。

こうした反応や反動から、食の健康分野にまつわる、次のような不愉快な事実がわかる。科学者や医師は、しばしば十分な根拠もないまま振る舞うという罪を犯している。つまり、十分な事実を踏まえずに食事のアドバイスをしているのだ。ほとんどの場合、彼らは正しいことをしようとしている。だが場合によっては、彼らの努力が裏目に出かねない。

医学の知られたくない事情

赤ちゃんは吐く。それも、しょっちゅう。赤ちゃんが吐いて苦しむ、赤ちゃんの体重が増えないなどで嘔吐が問題になると、親はたいてい赤ちゃんを医者に連れていく。症状がひどくなると、私などの小児科医は特別な名前をつける。それが胃食道逆流症だ。

医師というものは問題を解決したがるので、小児科医は胃食道逆流症の対処法をいくつか勧めるだろう。医師による助言の多くが、栄養に関するものだ。たとえば、ミルクの粘度を高くしたり粉ミルクを変えたりするよう両親に勧めることもある。それで効果がなければ、赤ちゃんをベビーシートに乗せておしゃぶりをくわえさせるか、傾斜枕を使って寝させるように助言することもある。

だが、これまでに挙げた処置のどれも実際には効果がない。なかでも最も効果がないのが傾斜枕だ。傾斜枕とは、横から見ると三角形になっている発泡プラスチック製の枕で、長さが約六〇センチあり、一方の端がもう一方より約三〇センチ高くなるように傾斜がついている。私が研修医だったころ、臨床訓練を受けていた病院は、要望に応じて傾斜枕を作っていた。その数は非常に多く、病院は一個あたり約一五〇ドルを請求していた。傾斜枕は保険の対象外だったが、わが子の健康がかかっていると思っている多くの親が、何とかしてその額を工面した。

私には、傾斜枕に値段ぶんの価値があるとはとても思えなかったので、医学文献で傾斜枕の使用を支持する根拠《エビデンス》を探し始めた。だが、まったく見つからなかった。この件について医師たちに説明を求めると、ありとあらゆる反応が返ってきた。「傾斜枕で寝た赤ちゃんは、症状が改善した」「医師やほかの知り合いが傾斜枕を推奨していた」「ご両親は傾斜枕をいやがらなかったし、傾斜枕は使いやすかった」「傾斜枕を使ったっていいじゃないか?」

傾斜枕の処方を正当化した同僚の医師たちが、傾斜枕に寝かされた赤ちゃんが快方に向かったと述べたのは、必ずしも間違いではなかった。それは、胃食道逆流症の赤ちゃんはほとんどの場合、病気ではないからだ。

赤ちゃんが吐き戻すのは、食べるものがすべて液体だからだ。赤ちゃんの食道括約筋は未熟で食道と胃の境目がきちんと閉じていないため、胃酸が胃から食道に逆流してしまう。赤ちゃんは数時間ごとにミルクを飲むし、赤ちゃんの胃は小さい。数えきれないほどの赤ちゃんで、胃食道逆流の症状が見られる。ただし、胃食道逆流症の赤ちゃんの約九五パーセントが、自然によくなる。というわけで、ミルクの粘度を高める、粉ミルクを変更する、傾斜枕を処方するなど、医師が何をしようともまったく効果はない。傾斜枕に効果があるように見えるのは、時が過ぎると赤ちゃんはお座りをし始め、それから歩き出し、固形食も食べ始めるからだ。

効果があったような様子が見られただけで、多くの医師は傾斜枕が功を奏するのだと納得した。傾斜枕に寝かせた赤ちゃんの体調がよくなったので、てっきり傾斜枕に効果があったと思いこんだのだ。医師たちは科学的根拠を無視していたわけではない。ただ、それは確かな根拠ではなかった。

一方で医師たちは、傾斜枕の欠点の多くを無視していた。親たちは、しばしば傾斜枕をいやがった。持ち歩くのが大変だったからだ。それに、多くの親が短時間でも傾斜枕を使わずに赤ちゃんを寝かせるのを不安がり、保育園や祖父母の家など、赤ちゃんが長く過ごす場所用として傾斜枕を余分に買う羽目になった。傾斜枕で寝るのがいやで、夜にますますむずかる赤ちゃんもいた。往々にして、傾斜枕は実際にはまったく効果をもたらさないどころか、親や赤ちゃんに苦痛をもたらすうえ、家計に負担を強いているように見えた。

私は誤解を正さねばならないと決意した。そこで暇があるときに（研修医のころにはあまりなかったが）、調査を進め、見落とした情報がないか確認するため、それまでにもまして医学文献にくまなく目を通した。二五〇〇件以上の研究を検討し、乳児の胃食道逆流症に対し、投薬や手術をおこなわない傾斜枕などの治療法について論じていると思われるものを三五件突き止めた。最終的に、求めていた基準を満たすランダム化比較試験*が一〇件見つかった。それら一〇件を調べた結果、前述した治療法のどれにも効果がなさそうだとわかった。この調査をまとめた論文が初めて学術誌に掲載され[1]、これを機に、私は医学研究者への第一歩を踏み出した。

驚いたのは、自分の論文が学術誌に載ったことではなく、ずいぶん広く読まれたことだ。それは今でも、私の論文のなかでよく引用されるものの上位に入っている。引用されることが多いのは、新たな分野を開拓したからではなく、よくある問題の背後にある研究を、体系的かつ実際に役立つ方法で集めて説明したからだ。残念ながら、健康分野の専門家はそのような検討を十分にしていない。

これが医学の知られたくない事情である。言い換えれば、私を含め医師がおこなうことのほとんどは、あくまでも最善の推測でしかないということなのだ。医師の助言で、科学的に証明されているか、大多数の医師が全面的に支持する医学的見解に基づいているものは、ほんの少ししかない。さらに気がかりなのは、優れた根拠が確かにあるのに、無視されることが多すぎることだ。傾斜枕に関する論文によって、私はこの嘆かわしい現実を初めて垣間見た。年月とともに私の当惑はますます募り、そうした事態を明るみに出そうという決意が固まっていった。

問題の根本は、すべての研究の価値が同等ではないということにある。それは誰でもある程度知っているはずだ。医学で驚くべき新発見があったというニュースが流れたのち、結局何年たっても成果なしということが、これまでに何度あっただろう？　どれほど多くのビタミンが、長生きするため、筋肉を増やすため、やせるための「鍵」だと発表されただろう？　そのくせ数年後には、それらは流行遅れとなり、世間は新たな輝かしい対象に飛びつく。

私は、健康に関する判断の妨げになるこうした情報にひどく苛立った。そこで、医師たちが正しいと思うことを患者にしてもらおうとするより、証明ずみの正しいことをするよう医師や医療制度に働きかけるために時間を使ったほうがよいと判断した。そんなこんなで私は最終的にインディアナ大学医学部に落ち着き、保健医療研究者として働きながら健康政策・プロフェッショナリズム研究センターの理事を務めている。

ここ数年は『ニューヨーク・タイムズ』紙でコラムを書く機会にも恵まれているので、データや根拠、研究に着目し、それらと健康や健康政策との関連について読者に説明してきた。コラムの多くは栄養に関するもので、私の記事のなかで最も人気があると言ってもいい。この分野で仕事が増えてきたことと、重要だが無味乾燥になりがちな健康研究の話題に関心を向けてもらうに

＊ランダム化比較試験についてはもう少しあとで説明しよう。だから、読み続けてもらえれば幸いだ。

は食品が最良のきっかけかもしれないと気づいたことが、本書の執筆につながった。

食の健康に関する科学的根拠《エビデンス》は切実に求められており、私はそのような情報を提供することに喜びを感じる。複雑な研究をかみ砕き、何を食べるべきかについて科学研究から実際にわかることを説明するのが好きだ。それによって、広く受け入れられている通念を一つか二つ覆すこともある。だが、食品をめぐる不当な主張の誤りを暴くことで、いいニュースにつながることも少なくない。

本書ではまず、悪いニュースといいニュースの両方をお知らせしよう。悪いニュースは、あなたが一部の食品については心配しすぎており、一部については肯定的に受け止めすぎている可能性が高いということだ。いいニュースは、それに対する解決策があるということだ。

本書では、栄養についてもっと賢く考えるための方法や、食品について耳に飛びこんでくることの多く――とりわけ、特定の原材料やあるカテゴリーの原材料全般は「体に悪い」から絶対に避けるようにという警告――をあまり心配せずにすむ方法をお伝えしよう。

一九七〇年代の脂肪を控えろという注意が仇《あだ》となったように、特定の食品をまったく食べないようにというお達しが出ると、人びとの健康はたいてい悪化する。じつは、スーパーで売られている食品には、腐っていたり食べすぎたりしない限り、健康に悪いものはほとんどない。もちろん、特定の食品にアレルギーがある人や、病気のために健康な人より食事を制限しなくてはならない人はいる。だが、今述べたような理由で特定の原材料を避けるように医師から指示されたのでなければ、「〇〇断ち」ではなくほどほどにをモットーにするといい。

本書から受け取ってほしいメッセージを一つ挙げるとすれば、これだ。ほとんどの食品は、たとえ「おいしいが体によくない」食品でも、健康に悪いのではないか、などと心配せず自由に味わうべきだ。何を食べるかより重要なのは、どのように食べるか、特に、どれくらいの頻度でどれくらいの量を食べるかだ。違うことをあなたに言ってくる人がいるとしても、そのような意見の拠り所は、おそらく間違った情報か不十分な情報だろう。

本書ではこれから、きわめて体に悪いとされる食品との健全な関係を楽しむための知恵をいくつか提示しよう。ただし、私がどうやってこれらの結論にたどり着いたのかを理解するためには、どのような科学的根拠《エビデンス》に注目すべきか、どのような根拠なら無視しても差し支えないのかを知る必要がある。

どのように科学研究を評価したらいいか

食の健康に関する新しい研究成果を解釈するときには、人間はじつに複雑な動物だという点をまず覚えておきたい。私たちが何かの食品を口にする理由――ついでに言えば、ほかの何かをする理由――は、すべてではないにせよ、ほとんどの生きものよりはるかに複雑だ。人間が何かを食べる理由が、単離された細胞、つまり試験管で培養されている細胞よりずっと複雑なのは間違いない。だから、化学物質や動物だけを用いて実験室内でおこなわれた研究の結果は、よく確かめるべきだ。私は、そのような研究自体が間違っていると言っているのではない。ただ、実際の人間で研究結果が追試されたり調べられたりしない限り、それが人間に本当に当てはまるとは見なせないと主張しているのだ。

これは、マウスやラットなどの動物を用いる研究について特に言える。小動物を用いた研究には欠陥があるということが繰り返し示されてきたにもかかわらず、そのような研究が栄養学のいたるところでおこなわれている。たとえば、マウスの餌の摂取に関する研究があるが、そこからは人間の食品の摂取について正しい結論がまったく導き出せなかったりする。また、マウスに大量の餌を短期間で与える研究もあるが、そんな研究は必ずしも人間の行動のモデルにはならない。なかには、用いるマウスの数が少なかったり、遺伝的にきわめて似たマウスばかりが用いられたり、メスが被験動物に入っていなかったりする研究もある（マウスで研究するとき、研究者はなるべく多くの要因を制御したいと思う。それに、マウス同士がなるべく似ていることを望む。だから、ホルモンの違い、さらには状況を複雑にする妊娠マウスのことを気にしなくてはならない状況はありがたくない。というわけで、メスのマウスを用いないことが往々にして楽な選択肢なのだ。ただし、それは科学的に手っ取り早い方法だとしても、そのような研究の人間に対する意義は小さくなる）。

結論を言えば、食事のアドバイスが化学物質や動物だけでおこなわれた研究を根拠としている場合には、どれも疑ってかかったほうがいい。もっと言えば、人間の健康について主張するためには、人間を対象とした研究が必要だ。

さらに、人間の研究でも根拠《エビデンス》の信頼度でレベル分けされる。つまり、ある研究のほうが別の研究より信頼できること、さらに特定の種類の科学的「根拠」はすっかり無視してもいいことを判断するための厳密性や信頼性の基準があるのだ。

信頼性が最も低い研究は**症例報告**である。症例報告は単なる逸話だ。例を挙げよう。「私の曽祖母は大さじ一杯のタバスコを毎朝食べていました。それで一〇〇歳近くまで長生きしたんですよ」。この手の話はよくある。身内の話かもしれないし、第三者の話かもしれない。だが、いずれにせよ単なる一例だ。症例報告には、ほぼ例外なく科学的な価値はひとかけらもない。

研究のレベルで症例報告のすぐ上に位置するのが**症例シリーズ**である。症例シリーズは、症例を集めて美化したものだ。すなわち、少数の例に関する記述にすぎず、要因同士に関連があるかどうかや相関の強さはどの程度かを判定する統計的検定が用いられていない。たとえば、タバスコを毎日食べていた一〇人が、たまたまとても健康だったと書かれている論文があるとしよう。それが症例シリーズだ。私はかねてより、症例シリーズは、症例報告をより正式なものに見せたかった研究者によって発明されたのではないかとにらんでいる。症例シリーズは、個々の症例報告と同様に無視しよう。

症例シリーズのすぐ上にあたる研究——結果を真剣に受け止めてもよい最初のタイプ——は、

横断研究だ。横断研究では通常、ある集団を対象とし、ある一時点において一つの要因が別の要因とどう関係するのかを見る。何かをしている——たとえば大さじ一杯のタバスコを毎朝食べる——人が何人いるか、といった調査について読んだり聞いたりする場合、それは横断研究だ。横断研究は、あることをしている人がどれくらいいるか——たとえば何人の男性が肉を食べているか、何人の若者が特定のダイエットをしているか——を示すには適しているが、それ以上のものではない。

横断研究の上は**症例対照研究**だ。症例対照研究では、科学者は何かの病気にかかっている人びと（**症例群**）と、その病気にかかっていなくて諸条件が一致する人びと——おそらく年齢や性別、居住地域が同じ人びと——（**対照群**）を集める。それから統計学を用いて、病気の人びとと、そうでない人びとの違いを調べる。たとえば、胃がん患者の一群と胃がんでない人の一群を研究対象とする。そして、大さじ一杯のタバスコを食べるかどうか、食べる頻度はどれくらいかを両方のグループに尋ねて結果を分析する。これが症例対照研究だ。症例対照研究は前述したほかの研究より優れているが、「思い出しバイアス」というバイアスの影響を受けることがある。過去にあったことを振り返る場合、病気の人は特定のことを覚えているのに、病気でない人は覚えていないことがあるというように、思い出し方に偏りが生じる可能性があるのだ。このバイアスは、食生活に関する研究を含めて健康分野の研究でつねに現れる。たとえば、まれな病気にかかっている人びとは、特定のものを食べたと報告することが健康な人びとより多い。特に、それらの食品が「体に悪い」と聞いたことがあれば、それを食べたことをよく覚えている。

症例対照研究より優れた研究が**コホート研究**だ。これは、対象集団（コホート）を一定期間追跡し、特定の要因がどんな影響を及ぼすのかを見る研究だ。たとえば、特定の食品がどの程度の体重増加をもたらすか、または病気の原因になるかといったことを観察する。ふたたびタバスコの例を挙げれば、集団のなかで大さじ一杯のタバスコを毎日食べる人びとと、そうでない人びとの経過を追い、彼らの健康状態にどんな傾向が現れるかを見る。そして、これらの傾向とタバスコ摂取との関連を探る。コホート研究には、**後ろ向き研究**（過去にさかのぼって、ある集団に起こったことを評価する）と**前向き研究**（研究開始以降の一定期間に、ある集団に何が起こるかを評価する）がある。ほとんどの場合、コホート研究は症例対照研究より優れており、思い出しバイアスの影響を受けにくいが、コホート研究も十分ではない。

これまでに挙げた研究は、すべて**観察研究**と見なされる。観察研究で明らかになるのは、異なる要因同士に相関があるかどうか、つまり関連があるかどうかだけだ。言い換えれば、観察研究では因果関係は証明できない。たとえば、タバスコを食べている人びとのほうが、そうでない人びとより太っていることが多いということは観察研究からわかるとしても、それは必ずしもタバスコが体重増加の原因であるという意味ではない。体重増加には別の要因が絡んでいる可能性もある。ひょっとすると、タバスコを食べている人びとは肉もたくさん食べており、それで体重が増えるということもありうるのだ（ちなみに、これは架空の話だ）。

相関関係を**因果関係**と取り違えることは、健康研究の報告で特に蔓延している問題の一つだ。何かの食品と何かの健康問題とのあいだに関連が見出された観察研究にメディアが飛びつき、その食品がその健康問題の原因だと伝えるケースが多すぎる。だが、観察研究ではけっして因果関係を証明できない。

単なる相関関係ではなく因果関係を証明するためには**実験研究**が必要だ。実験研究では、人びとを集めていくつかのグループに分ける。あるグループの人びとには特定の介入をおこない（特定の薬を服用してもらったり特定の食事をしてもらったりする）、ほかのグループの人びとには別の介入をおこなう。理想的な研究では、被験者はこれらのグループにランダムに振り分けられる。だから、研究に関わる者は誰も、どの被験者がどの介入を受けるかを決められない。そうすることで研究者は、グループ間に認められた違いが研究対象にしている要因によるものであって別の要因によるものではないと確信できる。さらに、本当に優れた実験研究では、特定の介入を受けるのではなくプラセボを与えられる被験者のグループ、すなわち対照群が比較対象として設定される。この方法では当然、被験者も研究者も、どの被験者がどんな介入を受けているのかがわからないので、意図せず結果に影響を及ぼすこともない。このような実験研究、つまり最上位にある研究は**ランダム化比較試験**と呼ばれる。

健康に対する食事の影響を見極めたければ、ランダム化比較試験が最高の手段だ。ランダム化比較試験は、観察研究より上に位置づけられる。なぜランダム化比較試験が最高なのかと言えば、因果関係を立証できる――あることが別のことを引き起こすことを一貫して証明できる――のは、ほぼこの試験だけだからだ。

ついでに言えば、ランダム化比較試験は非常に少ない。その理由はすぐにわかる。ランダム化比較試験を実施するには、研究者は多くの被験者を集めて適切に登録し、被験者にどんな介入をすべきかを決め、一定期間にわたり一人一人の経過を追いながら研究を実施し、結果を評価・分析しなくてはならないのだ。私は自分のキャリアで何度かランダム化比較試験をおこなったことがあるが、試験には何百万ドルもの費用がかかることがあり、実施すること自体が非常に難しい場合もある。

ランダム化比較試験はきわめて少ないので、食の健康について私たちが「知っている」情報はほぼすべて、小規模で欠陥のある観察研究に基づいている。観察研究から引き出せる結論は限られており、結果が研究者やメディアによって過大評価されることも少なくない。この点は、最近の研究だけでなく、目下真実だと思われている知識のほとんどの基礎をなす昔の研究にも当てはまる。

優れた研究はめったにないが、幸いにも、そのような研究の影響力を最大限に生かす方法がある。**システマティックレビュー**と**メタ分析**だ。システマティックレビューは、質の高い研究を集めて知見を要約するという方法である。一方メタ分析では、複数の研究を集め――通常はランダム化比較試験から――、うまくデータを統合し、あたかもそれらが一つの大規模な研究のデータであるかのように、まとめて解析する。

　私は研究について論じるとき、メタ分析やシステマティックレビューを引用しようと努めている。本書でも、なるべくその基準に沿うようにした。単独の研究に着目するのではなく、一連の研究について語ろうと心がけている。そして、個々の研究を引き合いに出すときには、なるべくランダム化比較試験か大規模なコホート研究を取り上げ、それらを医学文献の文脈のなかで捉えるようにしている。ラットの研究より人間を対象とした研究を重視するし、介入の**アウトカム**（成果）については、**プロセス指標**（血圧やコレステロール値）より真のアウトカム（心臓発作の発生率や死亡数など）に重きを置く。プロセス指標は本当に大事な真のアウトカムと関連があり、そのアウトカムにつながることもあるかもしれないが、プロセス指標から得られる情報は、アウトカムに関するデータほど当てにならないし、情報として欠けている可能性がある。

　本書では全体を通して、質の低い研究が栄養に関する決断を間違った方向に誘導したケースを取り上げる。また、いかに優れた研究が無視されてきたかについても指摘する。ただし、なにしろ食の健康に関する既存の研究のほとんどは、健康な大人に対する食品の影響を判断するという点では限界がある。だから、本書では「悪い」食品をめぐる多くの通念の誤りを暴くことになるし、そこから話を一歩進め、あなたが好きなのに食べてはいけないと思っている原材料について、いいニュースをたくさんお伝えしていきたい。

栄養学の限界

二〇一五年、栄養学の専門誌『ジャーナル・オブ・ニュートリション』に載ったある研究が、有力なメディアにすぐさま取り上げられた。[2] 多くの報道によれば、その研究によって、蜂蜜はショ糖（砂糖）より健康にいいわけではないし、異性化糖（果糖ブドウ糖液糖）はショ糖より健康に悪いわけではないということが証明された。

この発表は、甘味料をめぐる論争のあらゆる関係者に衝撃を与えた。蜂蜜などの天然甘味料は、異性化糖などの加工された甘味料より健康によいと、多くの人びと、特に糖尿病を心配している人びとは信じこんでいたからだ。

だが、もしあなたがこれらの報告を見て問題になっている科学研究の論文を読めば、研究者たちが取った手法に奇妙な点があることに気づいたかもしれない。その研究の被験者はわずか五五人で、追跡期間は、被験者が三つの甘味料のどれかを食べた二週間だけだった。研究ではインスリン値などの指標も調べられたが、それらは検査値なので、体重や病気といった一般に理解されている概念にすんなりとは結びつかない。

じつのところ、これは小規模で一時的な試験であり、真の健康アウトカムは重視されていなかった。だが、蜂蜜と砂糖と異性化糖の健康価値は同じだと宣言する論文の見出ししか読まなければ、今述べた事実を知るよしもなかっただろう。

健康研究は、たとえ信頼できるものでも間違って解釈されることがある。そして、この研究は申し分なく確かなものだった。ランダム化比較試験なので、公開されている研究ではしっかりした部類に入る。ただし、見出された結果をメディアが大げさに騒ぎ立て、今度は科学を知らない一般市民がメディアの報道を真に受けた。

だが、食の健康に関する知識が全般的に欠けているのは、単に報道関係者や消費者が悪いのではない。栄養学そのものに根本的な欠陥があることが多いうえ、残念ながら改善の兆しが見られないのである。

問題の一部は、このような臨床試験で被験者が少なかったり試験期間が短かったりすることにある。この事実は、二〇一一年に発表されたシステマティックレビューによって鮮やかに示された。(3) そのレビューでは、被験者の健康に対する甘味料の効果を調べたランダム化比較試験が五三件特定された。五三件というと多そうに聞こえるかもしれないが、被験者が一〇〇人以上で（そう、たったの一〇〇人）、試験期間が一週間以上あったのは、五三件のなかで一三件だけだった。一三件のうち一〇件は、臨床試験の質を測定するためのある標準的な尺度で下から二番目だった。* 被験者がどの甘味料を食べるのか、という情報が適切に伏せられていた試験は一件もなかった。さらに試験期間は、最も長い試験でもわずか一〇週間だった。

以上について、よく考えてほしい。甘味料が健康に及ぼす影響を検討する場合、これが入手可能な科学的根拠《エビデンス》のすべてなのだ。これらの試験に基づいて、記事や書籍、テレビ番組、雑誌では「蜂蜜は健康によい」「異性化糖は健康に悪い」と断定している。皮肉にも、このシステマティックレビューでは、異性化糖が健康に悪いのかさえ明らかにならなかった。異性化糖による悪影響も見出されず、ノンカロリー甘味料が健康によい可能性も見出されなかった。それでも多くの人びとが、異性化糖は悪い、ノンカロリー甘味料はよいと主張し続けている。

また、たとえ研究者が食の健康について質の高い研究を成し遂げても、結果の解釈が十分にできないことがある。たとえば、『フロンティアーズ・イン・ニュートリション』誌に掲載された二〇一五年の研究では、心疾患や代謝性疾患（糖尿病など）のリスクに対する果糖の摂取の影響を調べた八件のメタ分析が検討された(4)。その結果、それらの試験で被験者に与えられた果糖の平均的な量は、アメリカ人が摂取する量の二〜三倍あったことがわかった。したがって、たとえ研究で果糖の摂取と疾患のリスクに関連があるという結果が見出されたとしても、その結論はとても役に立たないだろう。なぜなら、研究で用いられた果糖の量は、ふつうの人が摂取する量ではなかったからだ。

なお、私の目的は甘味料に関する研究をこき下ろすことではない。栄養研究が全般的にお粗末な状況にあることを浮き彫りにすることだ。それに、食品の健康に対する影響についての科学的

＊これはランダム化比較試験の質を、0点（最低）から5点（最高）で評価するハダッドスケールだ。五三件のうち一〇件はハダッドスケールで1点だったので、質はよくない。

根拠が不十分だとして研究者を非難するのは簡単だが、このような研究はきわめて難しいということも忘れないでほしい。私たちが小規模で設計のまずい研究に頼らざるをえないのは、そういう研究しかないからなのだ。

多くの研究から、減量しようとしている人でもダイエットが長続きしないことが示されている。これらの人びとはどちらかと言えば、食事を変えようと自ら乗り出したやる気のある人びとだ。彼らがダイエット法を守れないのなら、そこまで熱意のない被験者が、数カ月ものあいだ厳しい指示に従うことなど期待できようか？

研究者にとって、食習慣を着実に守る被験者を探し出すのはとにかく難しい。なぜかと言えば、新しい食生活に変えてもすぐに効果が出ないことがよくあるからだ。ある方法に効果がない気がしたら、その方法を守れなくなる被験者が続出しても不思議ではない。すると、食の健康に関する研究は台無しになる。あるいは少なくとも、その研究から導き出される結論は大幅に限定される。また、研究の被験者があらゆる食品を簡単に入手できることも問題だ。限られた場所でしか買えない薬とは違い、食品はほぼどこでも買える。さらに、被験者はしばしば、自分が食べている食品に何が入っているのか知らない。研究で彼らに砂糖を蜂蜜や異性化糖に変えるように求めることはできるが、今日、甘味料はパスタソースやクラッカー、豆乳を含めて非常に多くの加工食品に入っているので、世間が加工食品を望む限り、研究に必要な厳密さで摂取量を管理することはほとんど不可能だ。

このような限界によって、栄養に関する特に有力な研究のいくつかが、刑務所や精神科病院でおこなわれたものである理由が説明できる。[5] そのような場所では、食事の内容をより厳密に管理できるのだ。とはいえ、どんな実験にせよ受刑者や患者を実験のモルモットにするのはもちろん倫理的に問題なので、このような試験は今日ではまずおこなわれない。

優れた研究を設計して被験者を十分に確保することができたとしても、一般市民が最も気にするアウトカム――死亡や深刻な病気――について研究するのは、じつに難しい。そのようなアウトカムの発生率で意義ある差を検出するためには、研究者は大勢の人びとを研究しなくてはならないが、その一方で、たとえば高齢者のような特定の集団を被験者としないようにする必要がある（高齢による死亡は研究結果をゆがめるので、研究者はそうすることがある）。そこで代わりに、死亡や病気などの悪いアウトカムに結びつくとされる指標に目が向けられる。これらの多くは血糖値やインスリン値などのプロセス指標だ。プロセス指標は、糖尿病になることや死亡することなど、より重大な健康アウトカムに関連していると考えられる短期的な指標である。だが残念ながら、プロセス指標の変化は、測定できるほどの健康面の変化につながらないことがある。

そして前述したように、食品と健康を明確に結びつけられる研究、すなわち大勢の被験者を対象とした長期のランダム化比較試験は、実施に莫大な費用がかかる。食の健康についての理解を深めたいと考える組織の多くには、長期のランダム化比較試験をおこなう予算がない。

食品会社でさえ、食の健康に関する研究に投資しても大きな見返りが得られるかどうか予測できないことが多い。健康によいと「証明」しなくても製品を販売できるのなら、わざわざ証明する意味はあるのか？（研究したあげく、望ましくない結果が出るというリスクもある。前述した甘味料に関する研究――蜂蜜、砂糖、異性化糖の健康に対する影響は変わらないという結果が出たもの――は、アメリカ蜂蜜協会の資金援助を受けたものなので、私の想像では、同協会はその結果を喜ばなかっただろう）。さらに、たとえ食品業界が研究に本当に資金を出したとしても、研究の客観性に大きな疑念を持たれることが多いので、業界からすれば、そんな研究は計画するだけ無駄だ。

以上のような理由から、食品の選択が健康へ与える影響を気にする人は、栄養素や添加物について、小規模で欠陥があることの多い短期間の研究に頼らざるをえない。そのような研究の結果をしかるべく扱い、耳に入ってくるどんな大げさな主張も無視して、なるべく研究そのものを吟味することが、私たちにできる精一杯のところだ。しかし、このやり方でしか、どんな食品で健康への影響が科学的に証明されているか、そうした影響にはどんなものが想定されるかついて、自分や周囲の人びとを正しい知識へと導くことはできない。

そこで本書の出番だ。

本書の使い方

本書の目的は、食品についても、食品が健康に及ぼす影響を調べた最新の研究についても、あなたがより賢い判断をくだせるように手助けすることだ。それに、もっと楽しんで食べてもいいし、口にするものに対してそんなに神経質にならなくてもいいということも示したい。というのは、食品についてあなたが感じている不安は、たいてい科学的に不確かな情報がもとになっているからだ。このような根拠のない不安が、あなたに悪影響を及ぼしている可能性もある。少なくとも、そのせいであなたは本来なら楽しめたものをあきらめてしまっているかもしれない。

本書では全編を通じて、世間がいい加減な研究の結果に従ったケースや優れた研究の結果を無視したケースを指摘する。本書を読むときには、次の基本的な原則を心にとどめておいてほしい。動物を対象とした研究より人間を対象とした研究のほうが信頼できる。後ろ向き研究より前向き研究のほうがよい。ほとんどの試験より、ランダム化比較試験のほうが優れている。ただし、諸研究について研究するシステマティックレビューやメタ分析は別だ（たとえば、ランダム化比較試験をまとめた研究はほとんどの場合、単独のランダム化比較試験より優れている）。

あなたが振り払える食の健康についての一般通念が多いほど、本書から得られるものは多くなるだろう。本書を読み終えたら、一般通念を疑う心構えを忘れないようにしよう。好きな食べ物――健康によい可能性すらある――をあきらめるように誰かから言われたら、彼らがどうしてそう言うのか、彼らの意見の裏づけとなる主張や根拠が何なのかを理解しようとしてほしい。根拠がわからないか疑わしいときは、質問してみよう。あなたのほうが正しい可能性が高い。

このプロセスには批判的思考が欠かせない。なぜなら、食の健康を裏づける科学的根拠は一貫性がなく、矛盾している場合もあるので、「事実」を独創的に解釈する余地がたっぷりあるからだ。推定では、毎年、数百万本の論文が発表される。[6] よく探せば、ほとんどの場合、自分の意見を支持する研究や知見が見つかるだろう。たとえば肉嫌いの人なら、次のような結論の論文を挙げられるだろう。摂取カロリーのうち動物性タンパク質が一〇パーセント増えるごとに死亡リスクが二パーセント高まるが、植物性タンパク質が三パーセント増えるごとに死亡リスクが一〇パーセント下がる。[7] 逆に肉好きなら、こんな論文を提示できる。菜食主義を長く続けると、心疾患やがんのリスクが高まるような遺伝子変化が起こりうる。[8] 要するに、自分に都合のよい情報だけを選び出せるのだ。こうしたいいとこ取りの論理に基づいて大勢の人が、食の健康に関する自分の説が「科学的に証明された」と恥ずかしげもなく主張している。

これを如実に示したのが、二〇一三年の有名な研究だ。その研究では、ある一般の料理本から五〇種類のありふれた食材をランダムに選び出し、そうした食材の摂取によるがんのリスクについて調べた研究を探して検証した。[9] 研究者たちは、四〇種類の食材のいずれかについて検討した研究を二六四件見つけた。結論は？　どの論文を見るかによって、私たちが口にするほぼすべての食材について、高いがん発生率と関連があるという根拠とともに低いがん発生率と関連があるという根拠も見つかるというのだ。

症例対照研究やコホート研究でも、バイアスを取り除くのは難しい場合がある。研究者が、特定のデータセットから必要な情報をすべて得られないことも珍しくないのだ。たとえば、あなたが肉の摂取とある健康問題との関連を研究しているとしよう。あなたのデータセットに含まれているのは、被験者が肉をある一定期間中に食べたかどうか、そしてその健康問題が起こったかどうかというデータだけだ。だが、肉を食べる人びとのほうが、タバコをたくさん吸う、暴飲することが多い、貧しい、太っている、あるいは心疾患やがんの家族歴がある可能性が高いかもしれない。被験者に関するこのような情報のすべてがデータセットに含まれていない限り、あなたはデータを分析するときに適切な補正ができないだろうし、本当は喫煙や家族歴が健康問題の要因なのに、肉が悪いと結論づけてしまうかもしれない。

これは大方の想像をはるかに超える問題だ。「不健康な」習慣は重なるように見える。食事が偏っている人は、体を動かすことも少ないようだ。アルコールを飲みすぎる人は、タバコを吸うことも多い。薬物を乱用する人は、アルコールやタバコも好む傾向が強い。お金があるからといって健康になるわけではないが、生活を変える手段があれば健康になれる可能性がある。過度に単純化した研究では、裕福な人のほうが貧しい人より健康だと指摘し、人を健康にする方法は株や債券を買ってあげることだと結論づけるかもしれない。だが、より優れた研究なら、富が健康と関連しているという事実に加えて、裕福な人は健康増進に役立つサービスや施設を利用できるという事実も引き出せるだろう。

因果関係の推論で障壁となる**交絡因子**〔研究対象の要因以外で結果に影響を与える要因〕を補正す

る手法はいろいろあるが、そのような解析方法を用いた補正は複雑だし、補正自体も問題を孕《はら》んでいる。そのため、メタ分析でも異なる結論が導かれることがある。喫煙と肺がんのように関連が重要で明白な場合を除いて、あなたが見ている研究結果が本物かどうかを確実に知るのは難しい。

　このような複雑さが健康研究の特徴だということを、本書を読むときには覚えておいてほしい。だが、食品をめぐる一つの単純な事実も注目に値する。それは、一概に「悪い」と決めつけられる食材はほとんどないということだ。食品それ自体が健康に悪いということはまずない。たいてい、摂取量が多すぎたり少なすぎたりすると健康に害を与える。だから、どれくらいが「多すぎ」で、どれくらいが「少なすぎ」なのかを見出すことが大切だ。

　一つはっきりさせておこう。本書は、何かの食べ物や飲み物が健康にとてもよいので、それらをたくさん摂取するべきだと勧めるものではない。むしろこの本の目的は、従来「悪い」と考えられてきた数々の食品が、必ずしもそうでないと示すことにある。物議をかもしている食品について入手可能な研究成果を一つ残らず整理することで、ニセの健康情報や人びとを悩ます不安をつぶしていき、食事に対してあなたに冷静さを取り戻してもらうことを、本書は目指している。

　一八〇〇年代後半に初めて出された栄養ガイドラインでバラエティとバランスが強調されていたように、本書の狙いは、さまざまな食品をバランスよく食べられるように手助けすることだ。本書では、食の健康に関する記述でありがちな、いかにも確信に満ちた主張ができないとしても仕方がない。それによって、あなたがときに食事を心ゆくまで楽しめることになるのなら、むしろ本望だ。

第1章　バター――未熟な栄養学によって、悪者になった脂肪

一九七〇年代に私が子どもだったころ、トーストに何を塗るべきかという問題が、わが家で大論争となった。バターは、何百年も前からアメリカ人の食卓にのぼる定番の品だった。だが、少し前から専門家が、バターより健康によい代替品としてマーガリンを推奨し始めていた。考えてみれば、バターは「健康に悪い」飽和脂肪酸の塊だった。実際の話、バターには、当時の典型的な西洋のキッチンにあったほとんどの食品より多くの飽和脂肪酸が含まれていたのだから。もっとも、チーズやクリームなどの乳製品（それに乳製品ではない特定の畜産物）も似たようなものだったが。一方、マーガリンは「より健康によい」植物性脂肪を加工して作られた。植物性脂肪の成分は、（たとえば）大豆油やサフラワー油に含まれている不飽和脂肪酸だ。

ただし、問題が一つあった。植物油は、室温では液体なのだ。誰もふやけたトーストなんて食べたくない。マーガリンを固体にするため、食品科学者は植物油を水素添加というプロセスで処理した。水素ガスを植物油と混ぜ、金属触媒を用い、熱と圧力をかけるのだ。水素添加によって、室温で固体の油が作り出された。そして少なくとも当初は、市場調査で非常によい結果が出た。多くの人に加えて心臓専門医もが、バターに代わる「心臓によい」食品としてマーガリンを売りこみ始めた。キャロル家でも、マーガリンがトーストのお供として好まれるようになった。

だが言うまでもなく、今日では「水素添加油脂」は別の名前で知られている。「トランス脂肪酸」だ。そして今では、トランス脂肪酸は健康に悪いことが知られている。飽和脂肪酸より悪いのだ。それでもマーガリンが引き金となったバターに対する攻撃は今なお続いており、同様に飽和脂肪酸の豊富な多くの食品も拒絶される事態になっている。

こうした低脂肪ブームに健康の増進効果があったのかは疑わしい限りだ。トランス脂肪酸をはじめとする飽和脂肪酸の代替品は体によい、と私たちは信じさせられたわけだが、それらは体によいどころではないとわかったのだ。それに、問題はもう一つある。飽和脂肪酸は、みなが思うほど体に悪いものなのか？　なんと、そうではないかもしれないのだ。

トランス脂肪酸についての真実

一九九〇年代には、トランス脂肪酸は冠動脈性心疾患のリスクをかなり高めるという科学的根拠が蓄積されていた。今日では、トランス脂肪酸はLDLコレステロール（「悪玉」コレステロール——くわしくは第3章）の値を上げるだけでなく、HDLコレステロール（「善玉」コレステロール）の値を下げることがわかっている。LDLを上げてHDLを下げることで、トランス脂肪酸は飽和脂肪酸のおよそ倍の悪影響を及ぼす。それだけではない。トランス脂肪酸は中性脂肪（トリグリセリド）の値も上げるのだ。中性脂肪は体がエネルギーとして使える脂肪だが、心血管疾患と関連があるとも考えられている。

栄養素の健康への影響に関する科学的根拠は乏しいことが多いが、トランス脂肪酸については、健康に悪いことを示す質の高い研究がいくつかある。二〇〇六年、『ニューイングランド・ジャーナル・オブ・メディシン』誌が大々的なレビュー論文を掲載したことで、トランス脂肪酸の凋落が始まった。[1] レビュー論文の著者たちは、トランス脂肪酸の摂取に関する一二件のランダム化比較試験のメタ分析を二〇〇五年におこなった。そして、飽和脂肪酸や不飽和脂肪酸よりもトランス脂肪酸の摂取によって、冠動脈性心疾患のあらゆるリスク因子が大幅に増加することを見出した。トランス脂肪酸は、体の炎症マーカーを増加させる一方で、血管をきれいに保つために働く細胞の効果を弱めるようにも見えた。カロリーあたりでは、トランス脂肪酸はどの栄養素よりも冠動脈性心疾患のリスクを高めた。*

私は本書を通じて、多くの食材に対する警告はずいぶん誇張されているらしいという点を説明していく。だが、トランス脂肪酸に関する警告は大げさだとは思わない。なぜなら、トランス脂肪酸は健康に悪いという根拠は動かしがたいからだ。

この結論に達したのは、私だけではない。近年、人工トランス脂肪酸はアメリカ人の食事からほぼ全面的に排除された。『ニューイングランド・ジャーナル・オブ・メディシン』誌の研究が発表される数カ月前、アメリカ食品医薬品局（FDA）は企業に食品のトランス脂肪酸含有量を明記するよう義務づけた。[2] マクドナルドやバーガーキングなどのファストフード店は、人工トランス脂肪酸を商品から排除し始めた。したがって、今も残っている少量のトランス脂肪酸は、肉やチーズにもとから含まれているものだ。[3] ニューヨーク市はレストランにおけるトランス脂肪酸の使用を二〇〇七年に禁止し、アメリカ疾病管理予防センターは、トランス脂肪酸をアメリカの食料供給網から排除すれば毎年約二万件の心臓発作と心血管疾患による七〇〇〇人の死亡を予防できると主張した。[4] それに応じてFDAは、トランス脂肪酸は「一般に安全と見なされる」わけではないとする連邦公報通知を発表した。[5] そのような通知が出たあとには一定の期間が設けられ、国民や企業はコメントしたり意見や根拠を提示したりすることができる。このときは、通知が出されてもトランス脂肪酸の使用を禁止すべきではないとする理由について議論が交わされた。しかし、この期間中に説得力のある答えは出ず、二〇一五年にFDAは、トランス脂肪酸は一般に安全とは認められないという判断を最終的に確定した。

バター対マーガリンの論争について言えば、キャロル家はバターにしておくべきだった。さらに言えば、バターが勝利を収めるように見えるのは、マーガリンに対する勝負だけではない。健康に対する影響という点で、飽和脂肪酸はトランス脂肪酸よりずっとよいだけでなく、さまざまなほかの脂肪よりずっと悪いわけでもなさそうだ。「より健康によい」代替品とされてきた各種の脂肪と比べても、そう悪くないかもしれない。

バターおよびバターに含まれる脂肪は、健康的な食事に取り入れることができそうだし、実際に多くの代替品より体によいかもしれない。そう聞いて、あなたは驚いたのではないだろうか。じつは腹立たしくも、これを裏づける根拠は何十年も前から存在していた。それなのに、つい最近までまともに取り上げられていなかったのだ。

「飽和脂肪酸は悪」は根拠不十分

一九六〇年代後半から七〇年代初めにかけて、「ミネソタ冠動脈実験」として知られる試験が実施された[(6)]。それは適切にデザインされた一連のランダム化比較試験で、一カ所の介護施設と六

＊トランス脂肪酸がカロリー摂取量に占める割合がわずか一～三パーセントでも、冠動脈性心疾患のリスクが高まった。コホート研究から、トランス脂肪酸からのカロリー摂取量が二パーセント増加することと、冠動脈性心疾患の発生率が二三パーセント増加することに関連があるとわかった。

カ所の州立精神科病院でおこなわれた。* 試験の規模は大きく、二〇歳から九七歳までの男女九四〇〇人以上が参加した。試験が始まる前、被験者たちの摂取カロリーのうち飽和脂肪酸（たとえばバターなどの動物性脂肪）が占める割合は約一八・五パーセント、多価不飽和脂肪酸が占める割合は約三・八パーセントだった。介入にあたる食事――対照群ではない被験者が与えられた食事――は、試験開始前の食事より「心臓によい」と見なされていた。なぜなら、摂取カロリーのうち飽和脂肪酸の占める割合が九・二パーセントに減らされており、不飽和脂肪酸、特にリノール酸（コーン油などの主成分）の割合が一三・二パーセントに増やされていたからだ。

　被験者の平均的な追跡期間は三年弱に及んだので、介入にあたる食事の影響が被験者の体に現れる時間は十分にあった。** だが、「心臓によい」食事を割り当てられた被験者で、死亡リスクの低下は認められなかった。それどころか、介入食事群では、特に六五歳以上の人びとで死亡率が高まったように見えた。

　もちろん、これは一つの研究にすぎない。被験者は施設に入っていた患者に限られており、決められた食事を一年以上続けた被験者はわずか四分の一ほどにとどまった。しかも、その食事は一般の人びとが実際に食べていたものとは違うようだった。それでも、これは大規模なランダム化比較試験だったので、結果を軽んじたり無視したりしてはならない。

　ミネソタ冠動脈実験の結果は二〇一六年まで発表されなかったが、それまでにいくつもの研究によって、同じく「心臓によい」食事が実際には健康に悪いかもしれないという結果が確認された。たとえば、心臓発作などの冠動脈事象（冠動脈イベント）を起こしてまもない男性を対象としたランダム化比較試験「食事と心疾患に関するシドニー研究」がある。[7] この研究は一九六六年から七三年に実施されたが、データの分析結果が発表されたのは二〇一三年と、二一世紀に入ってだいぶ経ってからだった。ミネソタ冠動脈実験と同じくこの研究でも、不飽和脂肪酸を多く含む食事によって心疾患による死亡率が高まることが見出された。

飽和脂肪酸の代替物と心疾患の関係についてもっと手がかりを探すため、この問題を扱ったすべての研究のメタ分析がおこなわれた。[8] すると、研究データを全部集めても、リノール酸に富む食事（ミネソタ冠動脈実験での「心臓によい」食事と同様の食事）をしていた人びとのほうが、飽和脂肪酸の多い食事（試験開始前と同じ食事）をしていた人びとより多く死亡したことがわかった。ただし、結果に有意差はなかったが。

とはいえ意義深かったのは、その分析から、飽和脂肪酸が健康へ及ぼす影響について結論が得られたことだ。研究者たちが分析モデルをあれこれいじったり、質の低い研究を加えて分析したりしても、飽和脂肪酸を減らした食事によって死亡リスクが下がる傾向はまったく見出せなかっ

＊被験者が試験への参加に同意する機会を与えられなかった可能性が高いので、このような臨床試験の実施法には倫理上の問題がある。今日では、このようなやり方では試験はできないと思うし、それはよいことだ。

＊＊三年弱というと、栄養研究ではずいぶん期間が長い。この分野では、何にせよそれほど長期的に調査されることはまずない。

たのだ。

脂肪をめぐる状況は、また別のメタ分析によってややこしくなっている。飽和脂肪酸を多く含むバターなどは、ほかの種類の脂肪と比べてよくも悪くもないという見解を支持する分析結果もあれば、逆にそれを否定する結果もあるのだ。たとえば、二〇一〇年のある研究では、飽和脂肪酸の代わりに不飽和脂肪酸を用いると、冠動脈性心疾患による死亡率を下げられることがわかったという。[9] 二〇一五年に発表されたシステマティックレビューでも、同様の見解が示された。[10] 一方、二〇一四年に『アナルズ・オブ・インターナル・メディシン』誌に掲載された研究では、反対の結果が示された。[11]

要するに、飽和脂肪酸の危険性をめぐる議論は今も続いているということだ。それなのに、栄養の専門家は飽和脂肪酸に関する科学的知見について、何十年ものあいだ異なる説明をしている。そして、脂肪、特に飽和脂肪酸こそが、健康によい食事を脅かす害悪だと声高に主張している。専門家の多くは、彼らが確信しているほど科学的根拠は盤石ではないにもかかわらず、脂肪は悪だという見方に固執している。

この分野はどうなっているのか？　飽和脂肪酸は悪だという結論を裏づけるデータは不十分なのに、なぜ健康分野の専門家は飽和脂肪酸を悪者扱いし続けるのか？　もしかしたら、それは飽和脂肪酸に肯定的な研究結果が数十年前には入手できなかったのと同じ理由かもしれない。

思い出してほしいのだが、ミネソタ冠動脈実験のデータは数十年前に集められていたにもかかわらず、結果は二〇一六年まで発表されなかった。もちろん、最新のコンピューター技術のおかげで、現代の科学者はこれらのデータを用いて一九六〇年代や七〇年代にはできなかった分析を実行でき、かつては理解できなかった事実や数字の山から論文に発表できる結果が得られたということはありうる。それに、研究者たちは研究結果をその時点で発表しようとしたものの、発表できなかったのかもしれない。さらに、これらの結果が、当時、飽和脂肪酸に関する「真実」と見なされた知見と辻褄が合わないという理由で、科学界から、あるいは研究者たち自身からも無視された可能性もある。

ミネソタ冠動脈実験で研究責任者を務めたのは、アイヴァン・フランツとアンセル・キーズの二人だった）。*キーズは、飽和脂肪酸は心臓の健康に悪いという考えの普及活動に最も影響を与えた科学者かもしれない[12]。私は別に当てこすりを言っているのではない。きっと二人とも、飽和脂肪酸の少ない食事が健康増進につながると固く信じていただろう。だが、あの綿密な研究によって自分たちの信念が確認されなかったことに面食らったはずだ。それに、当時や現在の多くの研究者と同じく、二人は困惑させられる結果に向き合っていたとき、出版バイアスと呼ばれるバイアスに引っかかったのかもしれない[13]。

＊アンセル・キーズや彼の研究がアメリカ人の食事における脂肪の歴史にどんな影響を及ぼしたのかをくわしく知りたければ、ニーナ・タイショーズが著した『脂肪についての大きな驚き（*The Big Fat Surprise*）』をお薦めする。

出版バイアスは、研究で期待どおりの結果が出たかどうかによって、研究者や科学誌の審査委員会がそれを発表するかどうかを決める場合に発生するバイアスだ。たとえば、興味深い結果は発表されることが多いが、つまらない結果や取るに足らない結果は発表されない。また、統計的に有意な結果は、有意でない結果より発表される可能性が高いことが、調査から示されている。「優先度の低い」テーマや知見、言い換えれば、ニュースになったり診療方法の改善につながったりしそうにない研究結果も、あまり発表されないかもしれない。[14]

食品（バターなど）と恐ろしい結果（心臓発作など）との重要な関連が見出された研究は、そのような関連が見出されなかった研究より発表されやすい傾向にある。ただし、その手の研究はメディアでたびたび報道されるとしても、その後の研究によって結論が裏づけられることは少ない。もとの研究結果を再現するために比較試験が実施されても、再現失敗に終わることがざらにあるのだ。そのようなわけで出版バイアスは、いろいろな場所で取りざたされる「再現性の危機」——現代の科学全体、そして特に心理学や医学に立ちはだかっている問題——に直結しているかもしれない。

出版バイアスの原因として最も多いのは、そもそも研究者が自分の研究を論文にまとめて投稿する作業をしないことがあるためだと考えられる。[15]なぜそうしないのかと言えば、論文を投稿しても受理されないだろうと思うから、という場合もあるかもしれない。だが、研究者が結果を信じないか、そんな結果を出した研究者だと見られたくないということもありうる。競争の激しい栄養学の研究環境では、研究者のキャリアは何がしかの仮説の上に築かれるので、出版バイアスの罠に陥ることよりも、その罠を避けることのほうが難しい。栄養学の定説に異議を唱えた研究者が役職を追われた、研究資金を切られた、委員会から除名された、などという非難の声はたくさん挙がっている。

もちろん、問われているのは学術界における評判だけではない。人びとの命もかかっている。だから、飽和脂肪酸の健康に対する影響については、結論はまだ出ていないと認めることが重要なのだ。

脂肪を食べれば太る、とずいぶん多くの人が今も信じているのを私も知っている。これには驚きだ。なにしろ、低脂肪ブームとちょうど同時期に、一般の人びとのあいだで体重過剰や肥満が大幅に増えたのだから。さらに、多くの研究から「脂肪は太る」という仮説と相反する結果が出ている。さまざまな種類の食事に関する研究のシステマティックレビューでは、低脂肪食がほかの種類の食事より減量に効果的なわけではないと示されている。[16] 適切に設計された二年にわたる研究では、低脂肪食と低炭水化物食や地中海食*が比較された結果、どの食事でも減量効果はあったが、低炭水化物食や地中海食のほうが低脂肪食より効果が高いことがわかった。[17]

＊地中海食では、野菜やオリーブ油（脂肪）、ナッツ（脂肪）、魚（タンパク質）を多く食べることを勧める。赤ワインもよい。

じつのところ、専門家は今では、乳製品――おそらく現代のキッチンにある食品で最も一般的な飽和脂肪酸源――は、摂取しすぎない限り問題ないという点におおむね同意している。だが、どれくらいだと多すぎなのか？　それは誰に尋ねるかによる。

「牛乳は骨にいい」に根拠なし

私の新聞記事を読んだりビデオを観たりしたことがある人は、私が「ミルク産業複合体」を激しく非難しているのを知っているだろう。[*]酪農業界と政府が一体となった乳製品販促勢力を「ミルク産業複合体」と呼ぶのは、誇張でも何でもない。栄養学界の多くの人がミルクを推奨している。乳製品一般については少し控えめだが、その熱意は科学的根拠の程度からすれば過剰なほどだ。これらの専門家は、酪農業界や政府、おまけにたくさんの健康研究に支えられている。だが、ミルクへの熱意の基盤となっているのは何だろう？　彼らはどうしてミルクを平然と奨励するのか？

生まれたばかりの赤ちゃんにとって、母乳が最高の栄養源だということを疑う人はほぼいないだろう。すべての哺乳類が赤ちゃんを母乳で育てるし、生まれたての赤ちゃんにとって、母乳のメリットはその栄養だけにとどまらない。アメリカ小児科学会[18]、医学研究所（現在は全米科学工学医学アカデミーの健康医療部門）[19]、世界保健機関（WHO）[20]といった多くの名高い健康推進団体によれば、授乳は赤ちゃんが一〜二歳になるまで続けるのが理想的だそうだ。残念ながら、その年齢まで授乳を続けるのは、多くの母親にとって、不可能ではないにせよ難しい。特に、経済的な事情や自分の意志で仕事に復帰したり、子どもを保育園や託児所に預けたりする場合はそうだ。そのようなことから、人間の母乳の代わりにウシやほかの動物のミルクが使われることがよくあり、それを私たちは大人になっても飲んでいる。この点で人間はほかの動物と異なっており、私はそこに疑問を抱かずにはいられない。人間は地球上で唯一、子ども時代を過ぎてもミルクを飲む、しかもときには大量に飲む哺乳類なのだ。

しかし、生まれて数年が経ったあとにミルクを飲んでも健康によい効果はないうえ、飲みすぎは健康に悪いかもしれないということをうかがわせる根拠が増えてきている。こうした状況は、アメリカ農務省が、乳製品の一日の所要量を満たすために大人はミルクを毎日コップ三杯〔一杯は約二四〇ｃｃ〕飲むことを勧めているなかで起きている。[21]

大人にはミルクは必要ないとする旧石器時代食《パレオダイエット》〔旧石器時代の人類のように、野菜や動物性タンパク質を中心に摂取して穀類や糖質、乳製品を避ける食事〕の支持者の主張には、一理あるかもしれない。[22] 人間が動物の家畜化に乗り出した一万年以上前には、大人も年長の子どももミルクを飲んでいな

＊私は「ミルクの王様」とまで言った。あなたはいつの日か、ミルクの王様（つまり乳製品の強引な推奨者）が裸であることに納得するだろう。

かった。[23] 今日、乳糖（ラクトース）の消化や吸収ができないためにミルクを飲まない人はたくさんいるが、彼らの健康にまったく問題はない。

酪農業界によれば、ミルクを飲まない人は、いろいろなすばらしい健康効果を逃しているという。ミルクは骨のためによい、と酪農業界は説明する。カルシウムやビタミンDが含まれているからだ。一九八〇年代、酪農業界が展開した宣伝キャンペーンが支持を得た。そのときに使われたスローガンが「ミルク。それは体のためになる」だ。だが、このような主張を裏づける根拠はあまりない。むしろ、それを完全に否定する研究結果もある。

ミルクに不利となる有力な根拠の一つが、二〇一一年に現れた。『ジャーナル・オブ・ボーン・アンド・ミネラル・リサーチ』誌に、ミルクの摂取が中高年の股関節骨折の予防に効果的かどうかを調べたメタ分析が掲載されたのだ。[24] 合わせて約二〇万人の女性を対象とした六件の研究では、ミルクの摂取による骨折発生率の低下は認められなかった。より最近の研究でも、同様の結論が得られている。二〇一四年に発表された研究では、約一〇万人の男女に対し、ティーンエイジャーのころにどれだけミルクを飲んだかを調査したうえで、ミルクの摂取が以降の人生における股関節骨折の発生率低下に関連するかを二〇年以上にわたって追跡調査した。その研究では、ミルクに骨折の予防効果はなかった。[25] 別の研究では、スウェーデンに住む三九歳以上の四万五〇〇〇人以上の男性と六万一〇〇〇人以上の女性を対象に、大人になってからのミルクの摂取量が追跡調査された。この研究でも結果は同様で、ミルクの摂取は、男性では骨折の予防効果と関連がなく、女性ではむしろ骨折の増加と関連があり、男女ともに死亡率の増加と関連があったと報告された。[26]このスウェーデンの研究はランダム化比較試験ではなかったので、因果関係は推測すべきではない。だが、留意すべき重要な点は、これらすべての研究によれば、ミルクを飲んでも健康効果はなく、むしろ健康に害があるかもしれないということだ。

乳製品に含まれる特定の栄養素に健康を守る効果があるかどうかを調べた研究でも、結果は期待に反している。『アメリカン・ジャーナル・オブ・クリニカル・ニュートリション』誌に掲載された二〇〇七年のメタ分析では、カルシウムの摂取と骨折の関係を調べた質の高い研究が検証された。[27]三四歳から七九歳の合計二〇万人以上のデータが分析され、カルシウム総摂取量と骨折リスクに関連がないことがわかった。このメタ分析では、カルシウムの補給による骨折リスクの減少効果を調べたランダム化比較試験も検討された。これらの試験の被験者は六〇〇〇人以上の中高年者で、被験者たちはカルシウム補給群とプラセボ群にランダムに分けられた。試験の結果、カルシウムの補給によって骨折率が下がらなかっただけでなく、股関節骨折のリスクが増加した可能性があるという懸念が生じた。というわけで、あなたが主治医（あるいは酪農業界の広告）から、カルシウムの摂取量を増やすために乳製品をもっと摂取するように勧められていたら、その助言にどれほど確信があるのか訊いてみるといいかもしれない。

アメリカでは、乳製品にビタミンDが強化されていることが多い。カルシウムが骨の健康に欠かせない（と思われている）ように、ビタミンDは骨の健康にある程度役立つと多くの人から思われている。だが、ビタミンDを乳製品に加える意義を裏づける根拠は漠然としている。ビタミンDはカルシウムの吸収に欠かせないので骨の健康に必要だという点は確かだ。しかし、だからといって、ビタミンDの摂取量を増やさなくてはならない人が多くいるとは限らない。『ランセット』誌に掲載されたメタ分析では、中高年者の骨密度に対するビタミンD補給の効果が検討された[28]。すると、ほとんどの場合、ビタミンDを必要以上に摂取しても脊椎や大腿骨、前腕骨の強度は向上し**ない**ことがわかった。ただ、大腿骨のつけ根の骨密度は、臨床的な意義はあまりないものの統計的に有意に増加した。だがメタ分析がなされた研究全体では、ビタミンDは全身の骨密度に影響を及ぼさなかった。

以上の知見は、ビタミンDやカルシウムの不足している人が、食事で乳製品をたくさん摂るといった補給をすべきではないということではない。不足している場合には補給が必要だ。しかし、アメリカの大半の人は、ビタミンDやカルシウムが臨床的な意味で不足しているわけではない。にもかかわらず、乳製品の広告では、補給が必要な人とそうでない人が区別されていないし、政府や多くの医療専門家もその区別をしていない。

一日に水以外の何かをコップ三杯飲むようにという助言には気をつけるべきだ。ミルクは低カロリー飲料ではない。無脂肪乳でも、一日にコップ三杯飲めば二五〇キロカロリーを摂取することになる。低脂肪乳や全乳なら、カロリーはもっと多い。肥満への懸念から高カロリー飲料が危険視されているような時代において、ミルクが今なおよしとされているのは、なんとも不思議な話ではないか？

ここに政治が絡んでいるのは、ほぼ間違いない。乳製品を売りこむことがアメリカ農務省の役割として固まったのは、一九八三年に酪農生産安定法が制定されたことによる。その法律により、「市場における酪農界の地位の強化ならびに乳および乳製品の国内外の市場や利用の維持・拡大を意図した組織的な販売促進プログラム」を実行することが政府の役目になったのだ。アメリカ政府が一九九五年に設立した非営利の酪農管理会社であるデイリー・マネジメント（ＤＭＩ）などの組織は、乳製品の消費量を増やすために存在している。[29] たとえば、「ミルク飲んだ？」という大衆に受けたキャンペーンは、ＤＭＩがこの計画を推進するために用いたものだ。今日、ＤＭＩがマーケティング戦略に充てる資金の大部分は、酪農業者からもたらされている。つまりミルク産業複合体というものが存在し、それはあなたの健康を最優先に考えているのではなさそうだ。

なお、次の点ははっきりさせておこう。私は、絶対にミルクを飲んではならないと言っているのではない。当然、赤ちゃんや幼い子どもは母乳を飲むべきだ。飲むのは乳児用調合乳や牛乳でも問題ない。

それから私は、乳製品を少しでも摂取すると健康に悪いと断じる主張を信じろと言っているのでもない。たとえば、人類の祖先がミルクを飲まなかったというだけで現代人も飲むべきではないと主張する人は、かなり考えが偏っている。祖先たちはいつも食品を加熱調理したわけではなかったが、肉を生で食べるように勧めるのは変わり者だけだろう。同じく、昔の人は必ずしもコーヒーやビールを飲まなかったが、どちらの飲料も節度を持って楽しく飲むことができる。人類の祖先が特定の方法で食べなかったからというだけで、現在、そのやり方で食べてはいけないということではない。

さらに、乳製品がおおむね健康的かという話題に関しては、いいニュースがたくさんある。パレオダイエットの支持者は、乳製品が糖尿病を引き起こす恐れがあると言うが、入手可能な研究データを用いたシステマティックレビューやメタ分析からは逆のことが示されている。すなわち、乳製品を摂取すれば糖尿病の予防効果が得られるようなのだ。[30] パレオダイエットの支持者は、乳製品が心疾患を引き起こしたり心血管事象による死亡をもたらしたりする可能性があると言うが、それを裏づける根拠は乏しく、現在あるデータからは逆のことがうかがえる。つまり、乳製品を摂取すると心血管の健康によい効果があるようだ。[31] またパレオダイエットの支持者は、乳製品を摂取すると太るとも言うが、じつのところ乳製品の摂取と大幅な体重増加に関連はない。[32] さらに彼らは、乳製品の摂取と、さまざまな原因による死亡リスクの上昇には関連があると主張するが、それも本当ではない。[33]

そのほか、人がミルクを飲みたい理由としては、かなり説得力のある理由がある。それは健康よりむしろ喜びと関係が深いものだ。ミルク以外に何をシリアルにかけたいだろう？　それにミルクの入っていないクッキーなど想像もできない。好きだからという理由でときどきミルクをコップ一杯飲むのは何の問題もない。同じことが、ほかのさまざまな乳製品にも当てはまる。プレーンヨーグルトは、ほとんどデザートのないビュッフェ式の朝食で、唯一、デザートと思えるものだ。チーズはいずれの種類もおいしい。

乳製品に対して、ほとんどの人が人工甘味料や塩やコレステロール（どの話題も以降の章で取り上げる）と同じように不安を抱いているとは思えないが、あなたにとって乳製品が心配の種だとしたら、そんな心配は無用だ。同じことが乳製品に含まれている脂肪についても言える。乳製品は、食べすぎなければ問題はない。

まとめ――脂肪はみんなが思うほど体に悪くない

多価不飽和脂肪酸をもっと食べるべきか？　飽和脂肪酸は避けるべきか？　入手可能なデータから、これらの疑問に答えるのは難しい。それに、出版バイアスのせいで公表されていないデータがたくさんありそうだから、真実を探り出すのはさらに困難なものとなる。

だが、脂肪について確かに言えることが一つある。それは、脂肪の摂取は体重増加を引き起こさないということ。逆に言えば、脂肪を摂取すると、実際には減量に役立つ可能性があるのだ。

世の流れは飽和脂肪酸にとって有利なほうに変わりつつあるように見える――ただしゆっくりとだ。変化が遅々としていることは、五年ごとに発表されるアメリカ農務省の栄養ガイドラインを見るとよくわかる。栄養ガイドラインは、食品の表示や、国立衛生研究所（ＮＩＨ）による研究の優先づけ、貧困家庭に配給する食品の決定の際に手がかりとなる。医師や栄養士、政策立案者、それに一般市民への影響力はとても大きい。最近、栄養ガイドラインが改訂され、飽和脂肪酸に関する最新の研究のいくつかが反映された。だが、ほかの多くの物事と同じく、飽和脂肪酸についての理解が正しい部分もあれば、間違っている部分もある。

農務省が五年ごとの栄養報告書を発表するのに先立ち、同省の栄養ガイドライン諮問委員会は、関連の——そして願わくは新しい——研究を検討し、前回の報告書から変更すべき点を提言する。二〇一五年、諮問委員会は飽和脂肪酸に対していくつか強い見解を示した。その一部はよいものだが、一部については議論の余地がある。たとえば、飽和脂肪酸の代わりに多価不飽和脂肪酸を摂取すると心血管事象のリスクや心血管疾患による死亡率が下がるようだ、と委員会は結論づけた。[34]だが、私が再検討した根拠に基づけば、そのような確信はとても持てない。また、以前の報告書で脂肪全般が勧められていなかったことを受けて、多くの人が脂肪の代わりに炭水化物を摂取したわけだが、諮問委員会は今回、そうしても健康上のリスクが下がらないことを認めた。この点には賛成だ（第8章で取り上げるが、ほとんどの人は炭水化物の摂取量を増やす必要はない）。諮問委員会は、飽和脂肪酸の摂取量を全カロリーの一〇パーセント未満にすべきだと結論づけた。ほかの脂肪酸はすべて、非水素添加植物油（オリーブ油、コーン油、ひまわり油）に由来する多価不飽和脂肪酸にすべきだとのことだ。

諮問委員会と私（および健康分野の多くの専門家）の意見が一致する事項には、食事に含まれる脂肪を炭水化物で置き換えないように、という注意のほかにもう一つある。それは、ナッツや種子、オリーブに含まれる不飽和脂肪酸の摂取を制限すべきもっともな理由はないというものだ。じつは、これらの不飽和脂肪酸を積極的に摂取すべきだという根拠が急増している。ナッツなどに含まれている脂肪は、地中海食の鍵となる要素であり、おもに心血管障害などの多くの健康問題を予防することが繰り返し示されてきた。

脂肪に関する考え方が劇的に変わったことは、いくら強調しても足りない。二〇年前には、多くの人が低炭水化物食を否定的に見て、低脂肪食品に群がっていた。二〇〇二年の『ニューヨーク・タイムズ・マガジン』誌に、ゲーリー・トーベスの「脂肪を食べても太らないならどうする?」というタイトルの画期的な記事が掲載されたとき、多くの専門家がそれに猛反発した。一二年後、ニーナ・タイショーズが『脂肪についての大きな驚き』を出版し、率先して脂肪を悪者に仕立て上げた専門家や組織を数多く非難した。この本やタイショーズのほかの著作を理由に、栄養界の多くの面々が彼女を槍玉に挙げた。

私はトーベス、タイショーズの両者について、やや批判的な記事を書いたことがある。それでも、私たちには、意見の合わない点より合う点のほうがはるかに多いと思う。脂肪は悪だとする証拠はどんどん消えつつあり、脂肪の適度な摂取を支持するデータが増えているようだ。いずれ、トーベスにもタイショーズにも多くの謝罪がなされるべきだろう。

以上をまとめるとどうなるか?　低脂肪食を支持する根拠が非常に乏しい一方で、ほどほどの脂肪は健康によいという根拠が増えつつある。もちろん、トランス脂肪酸は健康に悪いようだが、幸いにも政府の規制や食品会社による自主規制のおかげで、すでに私たちの食事からほとんど取り除かれている。飽和脂肪酸は、大量に摂取すれば体に悪い可能性があるが、まだ悪いと決まったわけではない。不飽和脂肪酸は健康にほとんど悪い影響をもたらさないようなので、摂取を控えたり、そのぶんのカロリーを炭水化物に置き換えたりするのはよくない。

だから、安心してもらいたい。バターやクリーム、動物脂肪を少しくらい食べても害はないのだから。特に、野菜や魚、その他の健康によい食材の風味づけに使っているのなら問題ない。

第2章 肉——研究のいいとこ取りが生んだ肉食反対

過去数十年間に、肉ほど各方面で声高に批判されてきた食品はないかもしれない。肉を含まない食事を支持する者がそう勧めるのには、いろいろな理由あるが、おそらくその最たるものは、肉を抜けばがんのリスクが下がるという主張だろう。この考えを奨励していた代表的な人物が、日本人研究者の久司《くし》道夫《みちお》だった。久司は一九八三年に初めて出版された『がんを防ぐ食事（*The Cancer Prevention Diet*）』などの著書で、マクロビオティックの（そして肉を食べない）生活を広めた(1)。だが、久司だけではなかった。多くの人が、肉を含まない食事はさまざまな病気の予防に役立ち、それで寿命が延びると考えた。

肉食反対の主張には、直感的に人の心に訴えるものがある。間違いなく、欧米では昔より今のほうが、体重過剰や肥満の人が多い。* それに、欧米人が以前より肉を多く食べているのも確かだ(2)。

たとえば、一九五〇年代にさかのぼると、アメリカ人は平均で年間六三キログラムの肉を食べており、そのうち四九キロが牛肉や羊肉などの赤身肉（見た目の赤い肉のことでおもに哺乳類の肉を指す）だった。それが二〇〇〇年には、肉の消費量は年間八八キロ以上となり、赤身肉はそのうち約五二キロだった。

肉の消費量の増加と太りすぎの増加という二つの傾向が同時に起こっていることから、一見、肉を食べると健康を害する恐れがあるという主張が強く肯定されるように思える。だが、この結論には問題がある。この一〇年あまりで、アメリカ人の肉の消費量は大幅に減少してきた。二〇一二年の消費量は、年間約六〇キロに減った。一九五〇年代の平均値と比べると三キロ少ない。もっと劇的なのは、赤身肉が鶏肉などの「白身肉」に切り替えられることが増えたため、赤身肉の消費量が三二キロにまで減ったことだ。一九五〇年代と比べれば、一七キロも少なくなっている。

肉、なかでも赤身肉がそれほど健康に悪いのなら、アメリカでは、肥満の割合や心血管疾患による死亡者が大幅に減っているはずだ。しかし、アメリカ人の肥満は少しも減っていない。それに、研究を注意深く見た場合、少なくとも肉の消費量が減少したことによって心疾患による死亡の確率が下がっている様子もない。肉の摂取と心疾患による死亡には関連があるとされているが、研究からは、思ったほど関連は強くないことが示されている。心疾患による死亡率は過去数十年で低下してきたが、それは喫煙率の低下や緊急対応のシステムの向上、投薬治療や手術の進歩、より健全な環境を整えたり運動を奨励したりするための公衆衛生対策の強化による可能性が高い。肥満や心疾患について言えば、食べる肉の量を減らすことはリスクを下げる特効薬ではなさそうだ。それなのに、肉の消費量を減らすように求める声は、今日でも久司道夫が著書を出版した一九八〇年代初期と変わらず大きい。肉食の反対派は往々にして、肉の消費量と健康問題との因果関係を示すように見える科学研究を引用して自分たちの主張を裏づけ、健康問題の原因として、肉に含まれる飽和脂肪酸や高いタンパク質量を挙げる。だが、「悪い」食品に対する多くの警告と同じく、肉に対する非難でも、必要以上に肉は悪だという決めつけがなされているようだ。それどころか、肉を避けろという助言に従うと、実際には健康に悪影響のある人までいる。

都合のいい解釈

肉は健康に悪いということを科学的に論証するためには、真実を曲げるか、少なくともかなり選択的な推論をしなくてはならない。

一例を挙げよう。二〇一五年、医師にしてダイエットの指導者であるディーン・オーニッシュ

＊一般に、「体重過剰」は体格指数（ＢＭＩ）が二五から三〇未満を指す。「肥満」はＢＭＩが三〇以上と定義される。

が、『ニューヨーク・タイムズ』紙に「高タンパク食の神話」という論説を書いた。その記事でオーニッシュは、野菜中心の食事は肉の入った食事より健康によいと主張した。記事にはこう書かれている。「病気の予防に最適な食事は、動物性タンパク質や有害な脂肪、精製炭水化物が当然少ない自然食品からなる野菜中心の食事である」[3]。「それは要するに、赤身肉をほとんど食べないか、まったく食べないということだ」

オーニッシュは低脂肪食の大の支持者なので、読者に肉を減らすかいっさい食べないように迫っていたこと自体は驚くにはあたらなかった。だが、オーニッシュのデータの用い方は驚くべきものだった。

論説のなかでオーニッシュは、彼に言わせれば「肉を食べると寿命が縮まる可能性が高いことを示している研究」を引用した。そして、二〇一四年に発表された研究に触れた[4]。食事の内容と、病気の発生率や死亡率に関連があるかどうかを突き止めるため、数千人を一定期間にわたり追跡した研究だ。オーニッシュの説明によれば、この研究では、タンパク質の摂取量が多いことが、あらゆる病気による死亡率の大幅な上昇、なかでもがんや糖尿病による死亡率の大幅な上昇と関連することが見出された。

だが問題なのは、オーニッシュの説明が、研究で示された結果とはちょっと違うことだ。全体としてその研究では、五〇歳以上のすべての人を考慮すると、タンパク質の摂取量と、あらゆる原因による死亡、心血管疾患による死亡、がんによる死亡のそれぞれに関連がないことが見出された。[*]言い換えれば、肉を食べても健康に悪くないことが示唆されたわけだ。

では、どうしてオーニッシュのような人びとは、研究の結果とは異なることを平気で言うのか？　彼らが好んで引用する「恐ろしい」研究結果は、五〇歳から六五歳までの人びとに限って見出された。その年齢層では、タンパク質の摂取量が多いことと、死亡リスク、特にがんや糖尿病による死亡リスクの増加とのあいだに関連があった。だが、六五歳以上の人びとでは逆のことが言えた。タンパク質の摂取量が多いことは、あらゆる原因による死亡率、そして特にがんによる死亡率の低下に関連があったのだ。研究者たちは知見をこうまとめている。「これらの結果から、中年期にタンパク質の摂取量が少なく、その後の高齢期にタンパク質の摂取量が中程度かそれ以上だと、健康寿命や寿命が最大限に延びる可能性が示唆される」

この例では、オーニッシュと、引用元の研究をおこなった研究者たちのどちらもが研究結果を誇張したのだろう。もしあなたが、その研究によって、肉食反対派の言い分、すなわち肉を食べると六五歳未満の人では健康に悪い可能性があるということが証明されたと本当に信じるのなら、肉を食べると六五歳以上の人では健康によい可能性があるということも受け入れなくてはならない。「そのとおりだ」と言うダイエットの専門家は、多くないだろう。ましてや、その研究結果

＊タンパク質の摂取量と糖尿病による死亡には統計的に有意な関連が確かに見出されたが、分析対象者数が非常に少ないので、いずれの結果も慎重に解釈されるべきだと研究者たちは警告している。

に基づいて食生活の修正を勧めるダイエットの専門家などあまりいまい。さらに、この研究では、カロリーの二〇パーセント以上をタンパク質から摂取している人が「高タンパク質」グループに分類されていた。私が見た限り、ほぼすべてのガイドラインや助言では、タンパク質からの摂取カロリーが二〇パーセント以上というのは「高」タンパク質とは見なされていない。じつは、アメリカ農務省が発表している栄養ガイドライン——高タンパク質食ではない——によれば、アメリカ人はカロリーの一〇~三五パーセントをタンパク質から摂取すべきだとされる。[5]

この例から、研究がゆがめられるときに何がおこなわれるのかがよくわかる。この研究は、肉を多く食べると死亡しやすくなることを示しているのだろうか？　そう言えるのは、この研究で定められた「高タンパク質」の定義に同意し、人為的に区切った特定の年齢集団に対してのみ分析をおこなう場合だけだ。言い換えれば、それは特定の要因を選択的に取り出して主張をおこなうということだ。*

だが残念ながら、これは研究結果を都合よく解釈する事態の一例にすぎない。研究者や健康分野の専門家は再三にわたり、肉の摂取を控えるべきだとする自説を裏づける証拠だけを選び出している。それは善意によるのかもしれない。オーニッシュが『ニューヨーク・タイムズ』紙の論説の結論で指摘したように、肉の摂取を控えれば畜産による環境負荷を減らすことができ、飢えた人びとに提供する穀物をより多く確保できる。だとしても、健康の観点からすれば、オーニッシュら肉食反対派が言い張るほど彼らの主張が明確でもなんでもないという事実が変わるわけではない。

肉食反対の論理には別の問題もある。「肉」はきわめて広義のカテゴリーだ。ポークチョップ、ハンバーガー、タラの切り身はすべて、肉（動物の筋肉組織で魚肉を含む）としての基準を満たしている。だが、肉に含まれる栄養素の量は、部位、動物の種類など、さまざまな要因によって大きく異なる。こうした多種多様な肉は、健康にとってよいのか悪いのか？　それは誰に尋ねるか、そしてどこに目を向けるかによって変わってくるのだ。

魚は健康にいい――これは本当

肉は、どれも同じというわけではない。肉は健康によくないと主張する人びとでさえ、ほとんどの場合、魚介は除外している。魚などの「肉」には、飽和脂肪酸があまり含まれていない。だから、久司道夫などのマクロビオティック食支持者でない限り、動物性食品の摂取に関する警告には魚介を入れないことが多い。実際、前章で見たように、地中海食をはじめ科学的根拠のある多くの食事では、果物や野菜、オリーブ油など不飽和脂肪酸の多い油に加えて、魚を摂取するこ

＊都合のよいデータだけを選び出そうと思えば、私は同じアメリカ国民健康栄養調査のデータを用いて肉の摂取量と死亡率には関連がないと結論づけた二〇一三年の研究を挙げることもできる。だが、いいとこ取りはしないようにしよう。

とが奨励されている。

それでも、魚は近年、ほかの種類の肉と並んで、パニックを引き起こす食品のリストに加えられている。たとえば、マグロは健康意識の高い多くの人にとって心配の種になっている。ただしこの場合、不安に思われているのは、魚に含まれる栄養素に関することではなく、水銀についてだ。

水銀は室温では液体の金属だ。かつて体温計に封入されていた銀色の物質がこの水銀だったが、水銀は有毒であることから、今では体温計に使われなくなった。水銀を多量に摂取すると、子どもはもちろん大人の脳にも障害が起こる可能性がある。

水銀はもともと海水にわずかに含まれているものだが、その量は増え続けている。言うまでもなく、人間は通常、海水を飲まないが、魚は飲んでいる。そのため、魚は海水から水銀を徐々に吸収する。水銀はいったん体内に取りこまれると非常に排出されにくいので、魚が成長するにつれて体内の水銀の量は増える。

長く生きる魚ほど体内に蓄積される水銀は多く、大きな魚ほど問題は大きい。さらに、大きな魚が小さな魚を食べると、小魚の体内にある水銀も一緒に食べることになるので、サメやメカジキなどの大型で長生きする魚では、体内の水銀量が特に多い。

ここではっきりさせておこう。水銀は人間の健康に悪い。とりわけ妊婦には有害だ。しかし、だからといって、一部の専門家が主張するように、一般の人びと、特に妊婦は魚をまったく食べないようにすべきだということではない。妊婦は魚をいっさい食べてはならないという結論を正当化するには、妊婦や子どもに対する水銀の影響を調べた入手可能な研究を誤って解釈するしかない。人体の水銀濃度を測定する方法の一つは、毛髪に含まれている水銀の量を調べることだ。『アメリカン・ジャーナル・オブ・プリベンティブ・メディスン』誌に二〇〇五年に発表された研究では、妊婦の毛髪一グラムあたりの水銀含有量が一マイクログラム増えるごとに、子どものＩＱが〇・七ポイント下がる可能性があると主張された。[6] しかし、そのようなＩＱの低下に実際上どんな意味があるのか？　それに、女性がどれほどの量の魚を食べるとこのような影響が出るのか？

　よりくわしく調べると、これらの結果を一見したときに受ける印象は、はるかに薄れる。まず、この程度のＩＱの低下は、日常生活ではほとんど無視できるだろう。アメリカの妊婦の九〇パーセントでは、毛髪一グラムに水銀が一・四マイクログラムしか含まれていないので、子どものＩＱが一、二ポイント以上下がるとは考えられない。女性の水銀濃度が中央値（データを大きさの順に並べたときの中央の値）で毛髪一グラムあたり〇・二マイクログラムと、ほとんどわからない程度でしかないことに注意すべきだ。

　また、ほかの多くの研究から、妊娠中に魚をたくさん食べた女性から生まれた赤ちゃんほど、知能が高い傾向があることが示唆されている。たとえば魚の総摂取量を調べた研究では、妊婦が食べる魚の量が多いほど、生まれた子どもがより賢いことが見出された。[7] その研究によると、一週間に二回以上魚を食べ、しかも体内の水銀濃度の低い女性から生まれた子どもで、認知機能スコアが最も高いことがわかった。知能が高い要因は、魚に含まれるオメガ3脂肪酸だと考える科学者もいる。ただし、これには問題がある。オメガ3脂肪酸を多く含むマグロなどの魚は、寿命が長くて大きく成長する。だから、水銀も多く含まれていることが多いのだ。

これらはすべて観察研究なので、信頼度では、実験研究から得られた結果には遠く及ばない。だが、手がかりにできるデータはそれくらいしかないのだ。*

まとめると、これらの研究から、妊婦はオメガ3脂肪酸が多く水銀の少ない魚（サケ、ニシン、イワシを思い浮かべよう）を積極的に食べても問題はなく、オメガ3脂肪酸が少なく水銀が多い魚（ハタ、オレンジラフィー、そしてツナ缶など）を避けるべきだということが示唆される。実際には、これと同じ一般的なガイドラインが、妊娠していない女性、男性、子どもにも当てはまる。オメガ3脂肪酸をなるべく摂取し、水銀の摂取量をなるべく抑えるという考えは、けっして悪くない。

残念なことに、水銀に対するパニックから、魚をまったく食べないようになった人もいる。それはまず間違いなく、健康にとってよくない。

入手できるなかで最良の科学的根拠によると、水銀含有量にかかわらず、魚は全体として健康によい。二〇〇六年、二人の研究者が、魚の摂取に関して得られるすべての根拠を再検討した結果を発表した。(8) 彼らがおもに注目したのは、次の四つの疑問だ。①魚や魚油をどれくらい摂取すると、心疾患のリスクに影響があるか。②魚や魚油に含まれる水銀をどれくらい摂取すると、初期の神経発達に影響があるか。③魚に含まれる水銀をどれくらい摂取すると、大人の心疾患や神経学的アウトカムに影響があるか。④魚に含まれるダイオキシンやポリ塩化ビフェニルをどれくらい摂取すると、ほかの健康面に影響があるか。二人は、ほとんどの健康な大人にとって、魚を食べることの利益がリスクを上回ることを見出した。妊婦にとっても、魚（前述したようにいくつかの種類を除いて）をほどほどに食べることの利益がリスクを上回った。

　魚の摂取と健康に関するほかのほとんどの研究でも、先ほどの結論が支持されている。魚の摂取は、多くの研究で食道がん[9]や卵巣がん[10]のリスク低下と関連があることが見出されてきた一方で、大腸がんのリスク上昇との関連は見出されていない[11]。さらに、糖尿病の発症リスクの低下との関連も見出され[12]、魚を多く食べるように推奨する地中海食には、心臓発作や死亡といった多くの望ましくない心血管事象の予防効果があることが示されている[13]。すばらしいことに、地中海食の効果は、因果関係を証明する研究として最も重要なランダム化比較試験によって裏づけられている。

　魚は健康に悪いと言う人がいたら、その人はこうした根拠をよく知らない。さもなければ、根拠を選択的に利用している。ほかの食品と同様に、あなたは自分で考え、それに基づいて食べる

＊妊婦が食べた魚の水銀濃度やオメガ3脂肪酸含有量の違いによって、赤ちゃんの知能に差が出るのかどうかを調べるランダム化比較試験が実施される見込みはない。そのような試験は倫理に反するだろうし、当然ながら非現実的だ。だから、これが入手可能な根拠としては最高レベルのものだろう。

べきだ。

豚肉、鶏肉もだいたい体にいい

ほとんどの研究では、鶏肉などの家禽《かきん》肉も健康によいことが示されている。家禽肉に関する研究は、ほかの種類の肉に関する研究ほど多くないようだが、よく調べればいくつか見つかる。まず、家禽肉の栄養成分は健康の観点から好都合だ。[14] 家禽肉のタンパク質は消化されやすく、カロリーに占める割合も高くない。脂肪の多く（およそ三分の二）が不飽和脂肪酸だし、おもに皮のところにあるので、簡単に取り除ける。

家禽肉の摂取とがんの関連はなく、[15] 魚と同じく、家禽肉の摂取が糖尿病の発症リスクの低下に関連することが見出されている。[16] 心血管疾患やがんによる死亡率を調べた研究、さらには全死亡率について調べた研究でも、家禽肉の摂取による悪影響は見出されていない。[17] 乳がんは、非常に多くの食品との関連が取りざたされるが、（質の高い）前向き研究のメタ分析によれば、家禽肉との関連はなさそうだ。[18] 前立腺がんが心配な人のために言えば、家禽肉をたくさん食べることと、前立腺がんやその再発がんの進行速度の低下に関連があることを示す根拠がいくらかある。[19]

二〇〇九年、アメリカ国立がん研究所の研究者たちは「国立衛生研究所－アメリカ退職者協会食事・健康研究」という、五〇歳から七一歳までの五〇〇万人以上を対象としたコホート研究の結果を発表した。[20] 研究者たちは、被験者の身体状態、食事の量や内容、運動や喫煙や飲酒の状況について膨大なデータを集めた。次にこれらのデータを用いて、肉の摂取と死亡率に関連があるかどうか、数値化を試みた。その結果、鶏肉などの白身肉の摂取量が最も多い人びとでは、全死亡率、特にがんによる死亡率が、白身肉の摂取量が最も少ない人びとより低いことがわかった。

養豚業界は、豚肉も家禽肉と同類だと消費者に信じてもらいたがっている。じつのところ、養豚業界が打ち出した「もう一つの白身肉」というキャンペーンは、豚肉は牛肉より鶏肉に近いと謳っていたのだ。肉の色について言えば、豚肉は鶏肉に近い場合もある。だが、健康分野の専門家がおもに気にしているのは飽和脂肪酸の含有量であり、その点では、豚肉は業界が消費者に信じてもらいたがっているほどは健康によくはない。

一般的に言って、豚肉の飽和脂肪酸含有量は家禽肉と赤身肉の中間くらいだ。しかし、はっきりそう決められるわけではない。たとえば、鶏肉は飽和脂肪酸より不飽和脂肪酸のほうが多いが、豚肉の薄切り一枚に含まれる飽和脂肪酸は、皮つきの鶏もも肉一枚に含まれる飽和脂肪酸より少ないこともある。一方、豚肉を二枚食べれば、赤身肉の薄切りを一枚食べるより飽和脂肪酸が多くなってしまうこともあるのだ。第1章で説明したように、飽和脂肪酸の健康に対する影響については、まだ結論が出ていない。科学的根拠のほとんどが示しているのは、飽和脂肪酸を大量に食べると健康に悪いが、適量なら健康によいということだ。これは基本的に、脂肪の少ない肉は好きなだけ食べてよいが、脂肪たっぷりの肉は特別な機会だけにすべきだという意味である。

二〇一二年に発表されたある研究は、体重過剰という点以外は健康で、豚肉を「少ししか」食べないと主張する一六四人の大人を対象に実施された。[21] 被験者はランダムに二つの群に分けられ、一方の群は、おもに食べていた鶏肉か牛肉をやめ、代わりに一週間あたり約一キログラムの脂肪の少ない豚肉を食べた〔もう一方の群は対照群で、食事を変えずこれまでどおり豚肉を少ししか食べなかった〕。開始から六カ月間にわたって、両群の追跡調査がおこなわれた。すると、豚肉を増やした群のほうが、対照群に比べて体重や脂肪が減ったことがわかった。もっとも、この研究はオーストラリアの豚肉生産者団体であるオーストラリアン・ポーク・リミテッド（Australian Pork Limited）や豚肉共同研究センター（Pork Cooperative Research Centre）の資金援助を受けておこなわれたので、これらの結果はかなり割り引いて受け取るべきだ。

別のランダム化比較試験は、豚肉生産者団体の一つから研究資金の援助を受けたもので、研究者の多くは前述の研究にも参加していた。この試験では、体重過剰の男女がランダムに三群に分けられた。そして、それぞれの群が一週間に一キロの脂肪の少ない豚肉か鶏肉か牛肉を三カ月食べ（ほかの点では食事に制約はなかった）、三カ月ごとに肉の種類を順に変えた場合に体重や脂肪の値がどう変わるかが調べられた。その結果、体重、脂肪の値ともに、肉の種類が変わっても著しい違いは認められなかった。[22]

三つ目のランダム化比較試験は（やはりオーストラリアン・ポーク・リミテッドから資金提供を受けた）、若い女性を豚肉追加群、鉄分追加群、そして対照群の三群にランダムに分けておこなった。[23] すると、豚肉追加群の若い女性では、カロリー密度〔食品一グラムあたりのカロリー〕が高くて栄養の乏しい食品（つまり「悪い」食品）の摂取量が少なく、果物の摂取量が多かったことがわかった。

私がこれらの研究を引用したのは、白身肉が健康によいのかどうかを判断するうえで決定的な根拠だと思うからではなく――そうでないのはほぼ確実だ――、試験期間が短いにせよランダム化比較試験だからだ。これらには重大な利益相反も明らかにあるが、本書の「はじめに」で述べたように、食品分野では介入試験への資金提供に前向きな組織が企業しかないことがある。

二〇一三年に発表されたシステマティックレビューによれば、豚肉を食べたあとの血糖反応やインスリン反応は、牛肉やエビ、あるいはさまざまなタンパク質源を含む食事をしたあとと変わらなかった。[24] だが、このシステマティックレビューで検討された少数の研究からは、ハムなどの加工豚肉は糖尿病と関連がある可能性がうかがえた。

一四年間にわたっておこなわれたオランダのコホート研究によると、豚肉（あるいは鶏肉！）を多く食べた高齢女性では、ほかの女性たちに比べて研究終了時点の体格指数（ＢＭＩ）がやや高いようだったが、その差はさほど大きくなかったうえ、男性では肉の摂取量によるＢＭＩ値の違いは見られなかった。[25]

概観すると、私が文献を再検討した結果、脂肪の少ない豚肉製品の摂取と、がんや心疾患に関係する悪いアウトカムとのあいだに関連を見出した研究は、ほとんどなかった。ただしこれには、多くの豚肉製品は加工されているか脂肪が多い（ソーセージやベーコン、ハム、ばら肉を思い出そう）という事実がまったく考慮されていない。くわしくは、本章の後半で取り上げよう。

「牛肉は他の肉より不健康」に根拠はあるか？

魚、家禽肉、豚肉はどれもそれなりに批判されているが、肉をめぐる戦いの真の悪役は赤身肉だ。多くの人が、牛肉や羊肉などの赤身肉を食べると健康に悪いと思っており、その考えを裏づける研究を引用できる人もいるかもしれない。たとえば、そのような研究として、二〇一四年に発表されたメタ分析がある。[26] その研究では、既存のあらゆる前向き研究が検討され、赤身肉の摂取量が最も多い群では、最も少ない群より全死因の死亡率が二九パーセント高いことが見出された。だが、この厳密な研究（メタ分析はデータを処理する方法で最も信頼度の高い部類であることを思い出してほしい）にも判断の難しい部分がたくさんある。そして、肉食反対派が主張を通すために利用するのは、そうした曖昧な部分であることが多い。

したがって、ほとんどの科学研究では、「肉は健康に悪い」という結論をはっきり出せるわけではないという点を覚えておくことが重要だ。科学研究には統計値、定義、但し書き、それに多くのデータが含まれている。たとえば、このメタ分析で検討された研究の多くでは、赤身肉の摂取量が最も多い群は、「一日に赤身肉を一、二食ぶん食べる」というふうに定義されていた。一方、赤身肉の摂取量が最も少ない群は、「一週間に二食ぶん程度食べる」という定義だった。もしあなたが赤身肉を一日に何食ぶんも食べているのなら、食べる量を減らそうという気になるかもしれないが、一週間に二、三食ぶんしか食べていないのなら、その調子、というところだ。

もちろん、赤身肉といってもいろいろある。肉は栄養素含有量に基づき、アメリカ農務省によって格付けされる。脂肪の少ない牛肉（リーン）は、三・五オンス（九九グラム）あたり脂肪が一〇グラム未満、飽和脂肪酸が四・五グラム未満、コレステロールが九五ミリグラム未満と定められている。特に脂肪の少ない牛肉（エクストラリーン）は、三・五オンスあたり脂肪が五グラム未満、飽和脂肪酸が二グラム未満、コレステロールは同じく九五ミリグラム未満だ。外もも肉、サーロイン、もも肉などは、ほかの部位より脂肪が少ない傾向がある。ひき肉も、どの部位から作られるかによって同様に定義される。

肉はまた、霜降りの具合、つまり脂肪が筋肉のあいだにどれほど入っているかによっても格付けされる。霜降り肉の脂肪はほとんど切り落とせないので、脂肪含有量を気にするのなら、最も霜降り度の高い「プライム」より、二番目や三番目の等級である「チョイス」や「セレクト」を選べばよい。だが、味を重視するのなら、ポーターハウス、Tボーン、リブアイ・ステーキといった脂肪の多い肉を選ぶことになるだろう。たとえヒレ肉でも、霜降りなら脂肪が多すぎて「リーン」とは呼べない。あいにく、高級な部位には脂肪が特に多く含まれている。

私はステーキをあまり食べない。せいぜい二週間に一回くらいだろう。だから、食べるときはがまんしない。妻のエイミーは、完璧なミディアムレアのヒレステーキの焼き方をマスターしており、わが家は全員それが大好きだ。また私は、おそらく一週間に一回くらい理想的なチーズバーガーを味わう。脂肪含有量のことは、ちっとも気にしない。これくらいの摂取量なら、ほとんどの研究において肉の摂取量が最小限の部類に入るからだ。

赤身肉の危険性が絶えず叫ばれたことで、私たちの食習慣は変わったように見える。アメリカ人の平均的な赤身肉の摂取量は、一九七〇年代以降では現在が最も少ない。野菜の摂取量についても、かつてより多少よい状況にある。だが残念ながら、そのように食習慣が変わっても健康は改善されていないようだ。じつは、食習慣の変化はもう一つある。アメリカ人は炭水化物を以前より多く食べているのだ。それは一つには、赤身肉を避けなければという強迫観念のせいかもしれない（炭水化物について、そして炭水化物の食べすぎがどれほど悪いかについての詳細な議論は第8章を参照）。

がんのリスク――人びとを恐怖に凍りつかせる計算マジック

一部の健康分野の専門家は、大げさな肉食反対の発言を引っこめるどころか、恐怖心を煽る戦略を強めている。世界保健機関（WHO）が二〇一五年に発表した、加工肉と赤身肉に関するQ&Aを検討してみよう。[27] 疫学データや、加工肉とがんに関する四〇〇件の研究、赤身肉とがんに関する七〇〇件の研究に基づき、WHOの下部組織である国際がん研究機関は、加工肉は「がんを引き起こす」、そして赤身肉には「おそらく発がん性がある」と宣言した。WHOは科学誌『プロスワン（*PLOS ONE*）』に二〇一一年に発表されたコホート研究のメタ分析を信頼し、[28]一日に食べる加工肉を一食ぶん増やすごとに大腸がんのリスクが一八パーセント高まると結論づけた。「引き起こす」や「おそらく引き起こす」といった言葉は、健康分野の研究者が用いる語彙のなかでも特に強い表現だ。だが肉については、そのような表現は強すぎると思われる。これは結局、WHOの善良な人びとが、報告書をまとめるときに、統計調査でよくある問題に引っかかったのだとわかった。相関関係と因果関係を混同したのだ。いくつかの研究で健康上のリスクが相対的に増加することが認められたので、彼らはそれを根拠として、自分たちが関心を持つ要因――加工肉や赤身肉の摂取――がリスク増加の原因だと解釈した。だがじつは、因果関係を裏づける根拠はなかった。

因果関係を証明するための最も優れた研究はランダム化比較試験だ。栄養研究分野のランダム化比較試験は非常に数が少ないが、赤身肉の摂取量について調べた研究はあり、そのうちいくつかでは、赤身肉の摂取とがんの発生との関連が調べられている。たとえば「ポリープ予防試験」では、がんのリスクが高い二〇〇〇人の被験者がランダムに分けられ、介入群は食物繊維や果物、野菜が豊富で脂肪や肉の少ない食事をした。[29]この食生活の追跡調査が四年間おこなわれたが、がんの発生率に変化はなかった。約五万人の女性を対象とした「女性の健康イニシアチブ」という試験でも、被験者がランダムに分けられ、介入群は試験前より果物や野菜、穀物を増やし脂肪や肉を減らした「健康的な」食事をした。[30]これらの女性が八年間追跡されたが、やはり肉を減らしても大腸がんのリスクが減ることは示されなかった。

これらの試験は不十分だと異議を唱えることはできる。被験者をもっと長期にわたって追跡する必要がある、もっと多くの被験者を観察しなくてはならない、といった主張は可能だ。だが、何万人もの被験者を八年にもわたって調べても差が見出せないのなら、加工肉や赤身肉の摂取とがんの発生との間に関連はあったとしてもかなり少ないに違いない、とそろそろ認めてもいいだろう。

皮肉にも、加工肉や赤身肉が健康に悪いことは、確かな実験研究ではこれまでのところ示されていないが、二〇一五年にWHOから警告が出されたため、大規模でより質の高い試験が今後おこなわれる見込みは小さい。なにぶんにも、WHOが加工肉はがんを引き起こすと宣言したのだ。ランダム化比較試験で被験者を、加工肉を食べる群に振り分けることなど倫理上できるわけないだろう。

WHOのような国際的な大組織でも、個々の専門家と同じように確証バイアス〔自説を支持する情報ばかり集め、それ以外を無視してしまう傾向〕に陥りがちだということを覚えておくといい。たとえば、WHOは二五年前、コーヒーは「がんを引き起こす可能性がある」と判断し、その後、そうではないことを示す根拠が年々蓄積されてきたのに、二〇一六年まで態度を変えなかった

（この話の詳細は第7章を参照）。WHOが加工肉や赤身肉について発した警告も、これまでに発表されてきたさまざまな物質の発がん性評価結果を踏まえて検討したほうがいい。じつは、WHOが二〇一七年四月の時点で評価していた一〇〇一種類の物質のうち、「おそらく人間でがんを引き起こさない」とされたのは、たった一つしかなかったのだ。[31]＊

　話を進めるため、WHOの見解を信用して、加工肉の摂取とがんの発生には実際に関連があるとしてみよう。しかしこの議論からは、加工肉によるリスクはどの程度かということが抜け落ちている。WHOの警告で伝えられたのは、関連があるかどうかだけで、関連がどれほど強いかではない。やはり、これはWHOが出したがんに関するほかの評価と似ている。たとえば、WHOはタバコとアルコールを実質的には同じカテゴリー（「発がん性がある」）にまとめて入れた。[32]タバコに大きなリスクがあるのは明白だが、アルコールには健康上の利益がいくらかある可能性が高く、飲みすぎなければがんのリスクは比較的小さい。日光についても同じことが言える。日光は確かに皮膚がんを引き起こす恐れがあるが、いっさい避けるように警告すべきものではない。

WHOは『プロスワン』誌のメタ分析に基づき、一日に食べる加工肉の量が五〇グラム増えるごとに大腸がんのリスクが一八パーセント上がると報告した。そう聞くと恐ろしい気がするが、この場合の上昇するリスクは**相対リスク**であって、**絶対リスク**ではない。

＊その物質が何なのかと言えばカプロラクタムで、ナイロンの原料だ。

相対リスクと絶対リスクの区別は、健康に関する研究を判断するうえで非常に重要だ。その理由を知るため、以下のシナリオを考えてみよう。私が二種類の抗がん剤の効果を比較しようとしているとする。一つ目の薬について、患者の死亡リスクが一二パーセントから六パーセントに下がることが示された。この場合、この薬による死亡の相対リスクの減少率は五〇パーセント（六パーセントは一二パーセントの半分）だが、絶対リスクの減少幅は六パーセント（患者の死亡リスクが減少したパーセントの値）だ。一方、もう一つの薬では、死亡リスクが〇・七パーセントから〇・三五パーセントに下がった。相対リスクの減少率は同じく五〇パーセントだが、絶対リスクの減少幅ははるかに少なく、わずか〇・三五パーセントだ。二つの薬による相対リスクの減少率は同じだが、一つ目の薬のほうが二つ目の薬よりはるかに効果が強い。

メディアは相対リスクの増加に注目したがる。なぜなら、相対リスクの増加のほうが絶対リスクの増加より必ず大きくなるので、恐ろしいイメージが出るからだ。話が大きくて恐ろしいほうがニュースとしてはより望ましいが、それが健康に関してより望ましい、十分な情報に基づいた決断につながるわけではない。そのような決断をするためには、相対リスクより絶対リスクのほうがはるかに大切だ。

相対リスクはつかみどころのない指標なので、私は、加工肉に関するＷＨＯの警告が自分にとって実際にどんな意味があるのかを確かめることにした。まず、自分の大腸がんの背景リスクを把握するため、アメリカ国立がん研究所がウェブに公開している大腸がんリスク評価算出ツールにアクセスし、自分のすべての情報を入力した。なお、私はまだ五〇歳になっていないが、ツールの対象年齢は五〇歳以上なので、五〇歳を自分の年齢として入力せざるをえなかった。それで、五〇歳の人が大腸がんになる生涯リスクは平均で六パーセントだとわかったが、私が大腸がんになる確率はそれより低い。なぜなら、太っているわけではないし、野菜をたっぷり食べているし、定期的に運動しているし、大腸がんの家族歴もないからだ。それらの要因を踏まえれば、五〇歳の私が大腸がんになる生涯リスクは二・四パーセントである。

さて、WHOの警告を思い出してみると、一日に食べる加工肉が五〇グラム増えるごとに、私が大腸がんになる相対リスクは一八パーセント上がる。これは、今後三〇年間にわたって毎日ベーコンを三切れ多く食べることにした場合、私が大腸がんになる生涯リスクが二・四パーセントから二・八パーセントに増加するということだ。絶対リスクの観点からすれば、増加率は〇・五パーセント未満にすぎない。別の言い方をすれば、私と同じような健康状態の二五〇人がベーコンをかなり余分に食べることにしたら、そのうちの一人はがんになるかもしれないが、残りの二四九人はがんにならないだろうということだ。

とすると、WHOの警告から受ける印象ほど恐ろしくないではないか。毎日加工肉を五〇グラム余分に食べても（とはいえ、これからずっと毎日ベーコンを食事に三枚追加するなんて考えられないが）、大腸がんになる生涯リスクは三パーセント未満とかなり小さい。ベーコンをときどき食べても——そのほうがありそうなことだ——、私が大腸がんになる生涯リスクに目に見えるほどの影響はないだろう。

まとめ――ステーキを食べても罪悪感は無用

肉についても、ほかの食品と同じく「ほどほど」が鍵だ。一日に加工肉を何食ぶんも食べている人は、量を減らせば、がんになる生涯リスクが少し下がる可能性がある。たぶん。だが、あなたが私の大方の知り合いと同じでベーコンや生ハムなどの加工肉を週に二、三回食べているくらいなら、WHOが懸念を表明しているからといって食習慣を変える必要はない。肉を摂取すれば死亡リスクが高まるとするほかのメディアの報道も、気にしないでいい。

また、あなたが加工していない魚や鶏肉、豚肉にくわえ、肉以外のものも食べているのなら、肉の摂取についての心配はほぼ無用だろう。たとえ、加工していない赤身肉を週に二、三回食べているとしても、食習慣を変えなければならないほどの確かな根拠はほとんどない。

肉は、よく考えながらほどほどの量を食べるのなら健康に悪いことはない。肉をまったく食べない食生活が健康によいわけでもない。久司道夫は生涯にわたってマクロビオティックを推進した。彼は八一歳のときに大腸がんになり、七年後に膵臓がんで亡くなった。

私は本章のために調査をして以来、ときどきレストランでおいしい大きなステーキを注文しても気に病まないようになった。魚もよく食べるし、手羽フライを食べるのに以前のようにやましさを感じることはなくなった。そして、知り合いがフィラデルフィア州にやって来たら、妻と私は地元でひいきにしているレストランで作ってもらった冷凍チーズステーキ〔薄切り牛肉とチーズを挟んだフィラデルフィア州名物のサンドイッチ〕をクーラーに入れてお土産に渡す。私たちは訪ねてきた友人たち、いつもは肉を控えている人にもチーズステーキを振る舞う。すると彼らはみな、食べてくれる。お袋の味、チーズステーキを敬遠する人なんていない。*

＊私は生まれも育ちもフィラデルフィアだ。フィラデルフィアっ子にとって、地元のチーズステーキは大事だ。フィラデルフィアを訪れる機会があれば、「ママズ・ピッツェリア」にぜひ行ってほしい。私の話を聞いてきたとレストランのスタッフに告げてみよう。きっと失望しないだろう。

第3章 卵——「タマゴは一日一個まで」に見る栄養学の実態

私が子どものころ、私の家族は「健康的な食事をする人びと」という点では総じて失格だった。私たちは、本書で取り上げている食品のほとんどを好きなだけ食べていただけではなく、食べすぎていた。

ただし、コレステロールは別だ。両親は猛烈な卵反対派だった。エビも反対。そしてバターも反対。コレステロールの値を上げそうだと両親が思った食品は、どれも禁じられていた。

私は卵が大好きだ。じつのところ、朝食——ベーグル、クリームチーズ、ロックス（サケの燻製《くんせい》）、ベーコン、そしてもちろん卵——は、食事のなかでいちばん好きだ。というわけで、コレステロールの摂取量を抑えつつ卵を食べる方法を見つけようとして、白身のオムレツを試した。

私の個人的な意見だが、白身のオムレツは自然に反する罪だ。味がない。食感はてんでダメ。

白身だけだと、うまくまとまらない。食べているとき、あるいは食べたあとに満足感がない。私は白身のオムレツをやっとの思いで飲みこんだが、じつに不本意だった。これまでに卵の代用品もあれこれ試してきたが、どれもみないまいちだった。

それでも人生の大半で、卵および卵に含まれるコレステロールは健康に悪いと説きつける「科学」を無視できなかった。数十年前から専門家たちは、大勢の人が心疾患を起こす理由としてコレステロールを挙げていた。コレステロールは悪だという話を私たちは繰り返し聞かされ、私を含めてほとんどの人が、それを文字どおりに受け止めた。

だがとうとう、私は白身のオムレツには耐えられなくなった。そこで、コレステロールに関する科学論文を徹底的に調べ始めた。医学界は一般市民に向けてコレステロールは悪いと説明してきたが、そのような説明に私が調査で得た情報を加えると、コレステロールをめぐる状況は複雑になる。ある種のコレステロールは、間違いなく健康に悪い。だが、すべてのコレステロールが悪いわけではない。じつは必要なコレステロールもある。だが、どれがどれなのだろうか?

コレステロールは体に必要な栄養素

コレステロールは脂肪に似た物質で、動物の組織にもともと存在する。蠟《ろう》状で水を弾く「脂質」という化合物の一種だ。乳製品など、飽和脂肪酸がたくさん含まれているいろいろな食品には、コレステロールも多く含まれている。

コレステロールは血中に入ることで悪さをする。心疾患を引き起こすのだ。ちなみに心疾患は、先進国では今も主要な死亡原因である。血中のコレステロールが多すぎると、コレステロールが動脈の壁にこびりつくことがある。動脈は心臓から全身に血液を運ぶ血管なので、血液によって運ばれる酸素や栄養素、そのほかの不可欠な資源が支障なく全身に届くように、きれいでなめらかであることが望ましい。動脈には「内皮」という薄い細胞の層があり、内皮は血管のなめらかさを維持するのに役立っている。

ほかの要因に加えてコレステロール値が高いことも、内皮の損傷につながることがある。するとコレステロールが血管の壁にこびりつき、さらには壁のなかに侵入し始める。血管の壁にたまったコレステロールを処理するため、体はほかの細胞を送りこむが、それによって問題がさらに悪化しかねない。やがて、これらのコレステロールや細胞が固まって「プラーク」と呼ばれる塊になる。しなやかだった動脈は硬直し始め、ふさがってしまうことすらある。動脈が完全にふさがって血液が体の必要なところに流れていかなくなると、体のその部分は虚血をきたす恐れがある。虚血とは「血が足りないこと」を意味する専門用語だ。動脈がふさがって十分な血液や酸素が心臓に届かなくなると、心臓発作が起こる。同様に血液や酸素が脳に届かなくなると、脳卒中が起こる。控えめに言っても、こうした事態はよくない。

私の父は、今は引退しているが、一般胸部外科医だった。私は子どものころ、心血管疾患についてよく聞かされた。小学四年生のとき、アテローム性動脈硬化——動脈壁にプラークが蓄積された状態を指す医学用語——についてプレゼンテーションをした。そのときには、本物のＸ線写真を視覚資料としてクラスに持ちこんだ。そう、私はちょっとしたオタクだった。

私と同じく心臓の健康を気にするように育てられた人にとって、コレステロール反対論はうなずけるものだった。心疾患は蔓延している病気であり、怖いものだ。アテローム性動脈硬化は心疾患の主要な病気であり、血中のコレステロールはアテローム性動脈硬化において重要な役割を演じる。コレステロールの摂取は動脈硬化の一因になるはずではないか？　食べたら、どうしても血中のコレステロールが増える。専門家たちはそう告げ、何としてもコレステロールを避けるべきだと、たいした苦労もなく一般市民に思いこませた。

だが、困ったことがある。多くの要因が心疾患に結びつけられており、コレステロールはその一つにすぎないのだ。いや、それどころか、人体はコレステロールを必要とする。[1] コレステロールは毒ではない。肝臓は一日に約一〇〇〇ミリグラムのコレステロールをつくる。なぜなら、特定のビタミンやホルモンをこしらえたり、細胞の部品をつくったり、脂肪を消化したり全身に運んだりするのに欠かせないからだ。そんなこんなで体は、ほとんどの人が一日に食べる量の三倍から四倍のコレステロールを合成する。どう考えても、コレステロールは重要なのだ。

体内には、じつのところ二種類のコレステロールがある。一つは低比重リポタンパク質（ＬＤＬ）で、アテローム性動脈硬化の発症に加担している。ＬＤＬは「悪玉」コレステロールだと考えられている。もう一つのコレステロールは高比重リポタンパク質（ＨＤＬ）で、これは「善玉」コレステロールだ。ＨＤＬは多いほうがよい。

血中コレステロール値の検査では、いくつもの項目が調べられる。筆頭は総コレステロールだろう。総コレステロールは、血液中に存在するＬＤＬとＨＤＬの総量だ。総コレステロールは、コレステロールが「高い」かどうかの話題が出たときに、ほとんどの人が引き合いに出したり思い出したりする数値でもある。だが、検査ではＬＤＬ、ＨＤＬ、そして中性脂肪も測定される。中性脂肪は血中を循環している脂肪で、体のエネルギー源となる。中性脂肪値が高いことは、心疾患ともつながりがある。

これらはすべて重要だが、正確な目標――特に、体が必要とするコレステロールの適切な量――はというと、結論は出ていない。たとえば、私の総コレステロールは「高い」にぎりぎり入るかどうかというところだ。とはいえＨＤＬも高いので、私の「高コレステロール」は必ずしも悪くないと思っている。善玉コレステロールが多く悪玉コレステロールが少ないので、総コレステロールはさほど重要ではない。だが、この見方についてはやや賛否が分かれる。健康全般について判断するとき、ＬＤＬとＨＤＬの比を当てにする人もいる。一方、総コレステロール値を重視する人もいる。さらには、総コレステロール、ＨＤＬ、ＬＤＬのいずれかの組み合わせに注目する人もいる。どれを選ぶべきか、誰もはっきりとは知らない。

そのうえ、どういう人のコレステロール値をモニターすべきなのかもまだ不明だ。つまり、全員なのか、特定のグループの人びとなのか、わかっていない。長いあいだ、リスクの高い大人だけが検査されていた。その後、ほとんどすべての成人に対する集団検診が始まった。最近では、子どもの集団検診を求める声もあるが[2]、反対意見も多い。子どもの検査をしたあと、どう対処してよいのかが必ずしもわかっていないからだ[3]。たとえば、コレステロールの高い子どもが高リスクの大人になるのかどうか、わからない。それにコレステロールの高い子どもを治療すれば、子どもが大人になったときの健康状態が、何もしない場合よりもよくなるのかどうかわからない。さらに、子どものときからコレステロール低下薬を与えることで（場合によっては何十年間も投与することになるかもしれない）、長期的に影響があるのかどうかもわからない。

要するに、コレステロールについては未解決の問題がたくさんあるのだ。だが、食品に含まれているコレステロールを避けるべきだという考えには、世間で少なくとも公然とは異議が唱えられていない。それは嘆かわしい。なぜなら、食品中のコレステロールは思ったほどコレステロール値には影響しないからだ。

「卵を食べるとコレステロールの値が上がる」はウソ

長らく、アメリカ農務省が発表する栄養ガイドラインなどでは、コレステロールの摂取量を一日三〇〇ミリグラム未満に抑えるべきだとされていた。三〇〇ミリグラムというのは、多くはない。卵一個だけで、約二一〇ミリグラムのコレステロールが含まれている。だから、卵を二個使ったオムレツを食べるなどというのはけしからん、ということになる。卵三個のオムレツなど論外で、卵一個でも、その日にほかの食事からのコレステロールの摂取を本気で控えるのなら許容範囲、というところだろう。

コレステロールに対する警告は、一九六〇年代から出されている。アメリカ政府は一九九四年以来、消費者が十分な情報に基づいて選択できるようにするため、食品会社に対し、食品表示ラベルにコレステロール値を表示するよう要請している。

私たちはそうした警告に耳を傾けた。卵を減らした。肉を減らした。エビを減らした。今日、アメリカの平均的な成人男性が一日に摂取するコレステロールは約三四〇ミリグラムだ。それでも多くの専門家が、まだ多すぎると不満を表している。

これらのガイドラインやアドバイスは、コレステロールを食べると血中コレステロール値が上がるという思い込み——なんともひどい思い込み——に基づいている。そして、血中のＬＤＬコレステロール値が高いことがアテローム性動脈硬化の発症に関係していることや、アテローム性動脈硬化が心臓発作や脳卒中といった健康問題のリスクに関係していることは明白だと思われたため、こうしたテーマの研究者は、コレステロールの摂取量をなるべく抑えるよう一般市民に呼びかけてきた。だが、この助言が思い込みに基づいているというのもまた確かだ。

もちろん、食事性コレステロールが血中コレステロール値に影響するという仮説を検証する研究を計画することはできるし、まさに研究者たちはそのような研究をしてきた。たとえば、二〇〇四年におこなわれたある研究では、被験者がランダムに二つの群に分けられた。[4] 一つの群は一日に卵三～四個を三〇日間食べ、もう一つの群はプラセボ（コレステロールを含まない卵代替物）を食べた。そのあと被験者の群が交換され、卵三～四個を食べていた被験者はプラセボを、プラセボを食べていた被験者は卵三～四個を食べ始めた。卵の摂取が血液にどんな影響を及ぼしたのかを調べるため、最初の三〇日が過ぎたあとと次の三〇日が過ぎたあとに被験者のコレステロールが測定された。すると、被験者の約七〇パーセントが食事性コレステロールへの「低応答者」というタイプだとわかった。[5]「低応答」というのは、コレステロール摂取量と血中コレステロール値にほとんど関係がないということだ。

この一つだけの研究結果では、あなたの気は変わらないかもしれないが、同様の研究はたくさんある。二〇一三年、過去一〇年間にコレステロールの摂取とコレステロール値の関連を調べた研究のシステマティックレビューが発表された。[6] レビューの対象としての基準を満たした研究は一二件あり、そのうち七件では、バックグラウンドの食事——研究前に被験者が食べていたもののことで、食事に関する研究の重要な変量——が調整された（ところで、一二件というのは、栄養学分野では相当多い部類に入る。実際の話、過去のわずか一〇年間で一二件のランダム化比較試験——それらの多くはかなり質が高い——が見つかったということは、コレステロールの摂取とコレステロール値の関連が、栄養学でさかんに研究された問題の一つだということだ）。

被験者の食事が適切に調整された研究のほとんどでは、コレステロールの摂取量を変えても血中ＬＤＬ、つまり悪玉コレステロールの値にほとんど影響がないことが見出された。被験者のなかで特定の遺伝子を持つ一部の集団は、コレステロールの多い食品を食べると血中コレステロール値が上がりやすいようだったが、それらの少数の被験者でも、食事性コレステロールと血中コレステロール値の関連は、多くの人が推測したほど強くなかった。

というわけで、コレステロールをめぐる疑問については比較的しっかりしたデータがある。そのような研究のほとんどから、コレステロールの摂取と体内のコレステロール量には関係がないことが示されている。だが、このようなデータがあるにもかかわらず、私はまだ周囲の人びと（私の母を含む）から、この食品やあの食品にはコレステロールが多すぎると説教される。こうしたコレステロール否定派を、ジェームズ・ファウペルやジョン・グレアムはどう思うだろうか。

一九八〇年、これら二人の研究者は卵とコレステロールに関する数値を洗い出し、当時おこなわれていた食事のアドバイスにはほとんど意味がないことを見出した。(7) コレステロールについてのランダム化比較試験の多くがまだ実施されておらず、ほとんどの人びとが卵は悪だとまだ信じていた当時に、二人はこう見積もった（いくつかの印象的な計算によって）。一週間に卵を二ダース食べている非常にリスクの高い四八歳の男性の食事から卵を取り除けば、その人が六〇歳までに死亡する確率が〇・五パーセント下がる可能性がある、と。また二人は、一万九〇〇〇個の卵を生涯にわたって食事から抜けば（平均的なアメリカ人が週に五個の卵を食べ、七三歳まで生きるという前提)、余命が二〇日延びる可能性があると計算した。

だが、ファウペルとグレアムの推定も、多くは控えめであることがわかる。彼らは、誰もが食事性コレステロールに応答するものと想定していたが、すでに見たように、七〇パーセントの人は食事性コレステロールの影響を受けない。だから、食事から卵を抜いても、低応答者には何の影響もないだろう。

幸い、食事性コレステロールに関する科学的コンセンサスは変わりつつあり、世論もそれとともに変わりつつあるようだ。二〇一四年一二月、アメリカ農務省の栄養ガイドライン諮問委員会の委員たちが集まり、アメリカの栄養ガイドラインに変更を加えたほうがよいかどうかを話し合った(第1章で書いたように、この委員会は、すべての科学的根拠を検証し、五年ごとに発表されるアメリカ農務省の栄養ガイドラインに何を盛りこむべきかについて政府に提言する科学者のグループだ)。会合のあとに委員会は報告書を発表し、「コレステロールは過剰摂取が懸念される栄養素とは見なされない」と認めた。[8] アメリカ農務省が最新のガイドラインを二〇一五年に発表したとき、[9] 同じ言い回しを用いたことは評価できる。

とはいえ、アメリカ人が政府から突然、食事に含まれているコレステロールの量を心配しなくていいと言われて驚いたとしても無理はない。何十年にもわたり、ほとんどの人がコレステロールの摂取量に細心の注意を払ってきた。だから、この新しい知識が広まるのに時間がかかっているのも不思議ではないだろう。

サルモネラ菌を怖がるのは非合理的

私は何年もかけて、友人たちを卵への恐怖から解放しようとしてきた。アメリカ農務省の新しい栄養ガイドラインが出たことで、卵を敬遠する風潮はそのうちに薄れるだろうと思っていた。だが、卵のコレステロール量に対する集団的な恐怖は、私たちの潜在意識にしみこんでしまったのかもしれない。なぜそう思うのかといえば、私が最新の研究を提示しても、人びとは卵を恐れる理由として、コレステロールと同じく誤った理由をすでにこしらえているからだ。

たとえば、大勢の人が、卵はほかの食品より汚い、つまり病原菌に感染していると思っているらしい。多くの通説と同じく、これにも真実がわずかながら含まれている。というのは、卵はかつてサルモネラ菌の感染リスクと関連づけられていたからだ。アメリカ疾病管理予防センターのウェブサイトを閲覧すれば、卵を食べるときにはサルモネラ菌の感染を避けるために「特別な注意」を払わなくてはならないということがわかるだろう。[10] 卵はつねに冷蔵庫で保存し、殻にひびが入った卵や汚れた卵は避け、生卵と接触したものは何でも洗う必要がある。「何でも」とは「キッチンのカウンター、調理道具、皿、まな板」などが含まれるし、もちろん手もそうだ。疾病管理予防センターはさらに、卵に細菌がいないように見えても、中身にサルモネラ菌が入っている可能性もあるので、十分に加熱調理してから食べなければならないと警告する。

それで聞こえてくるのは、クッキーやケーキを作るときにボウルや泡立て器をなめてはいけないと親から言われている大勢の子どものうめき声だ。紛れもなく、そこがお菓子作りで一番楽しいところだ。しかし、サルモネラ菌に感染する恐れがあるので、子どもたちがなめるクッキー生地はない！

なお、サルモネラ菌による感染の恐ろしさを私が過小評価しているとは思わないでほしい。感染したら笑いごとではない。それに、サルモネラ菌が特に危険な可能性がある人びともいる。たとえば、高齢者や乳幼児、そして免疫不全の人はみな、特に注意すべきだ。ただ私は、最悪のシナリオに対する恐怖ではなく、卵からサルモネラ菌に感染する現実のリスクを理解したうえで判断する必要があると言いたい。何事も恐怖のみに基づいて判断しようものなら、私たちは車にもけっして乗れないだろう。*

数十年前、卵からのサルモネラ菌感染は、今日よりはるかに深刻な問題だった。(11) 一九九〇年にサルモネラ菌感染症が大発生し、アメリカ農務省は調査によって、感染源が北東部のいくつかの卵生産者だと突き止めた。それを受け、ペンシルベニア州の卵生産者、連邦および州の農務省、ペンシルベニア州立大学、ペンシルベニア大学が、卵汚染を減らすための対応策を講じた。そして「ペンシルベニア州鶏卵品質保証プログラム」が策定され、ペンシルベニア州の養鶏場におけるサルモネラ菌の感染率は、一九九二年から二〇一〇年にかけて三八パーセントから八パーセントに減少した。

それでも、感染率はまだ高いと思えるかもしれない。だが、古き悪しき時代の一九九二年でも、卵がサルモネラ菌にさらされるリスクは卵一万個あたり二・六個と、かなり小さかった。二〇一〇年には、その値は一万個あたり約一・二個にまで下がっていた。言い換えれば、これは二〇一〇年の時点で、アメリカの卵がサルモネラ菌に感染しているかもしれない確率は〇・〇一二パーセントということだ。

すなわち、出回っている卵でサルモネラ菌に感染しているものはきわめて少ない。それに、感染した卵を食べた人が、みな病気になるわけではないということを頭に入れておいてほしい。人体は病気を撃退するのがとても上手だ。さらに、たとえ感染した卵を食べて病気になったとしても、きっと気づかない程度だろう。研究から、サルモネラ菌に感染した人の九四パーセントが、何も治療を受けずにすっかり回復すると推定されている。[12] 約五パーセントの人が医師の診察を受け、〇・五パーセントが入院する。死亡するのはわずか〇・〇五パーセントで、そのような人の

*これはリスクについて理解するのに最適な一例だ。車は、幼児期を過ぎた子どもを死に至らしめる最大の要因である。ほかのどんな単一の要因より、事故で死亡する子どものほうが多い。その事実のみを重視すれば、私たちは子どもが車に乗るのを禁じるだろう。だが、私たちは車がいろいろな面で生活を向上させることも知っており、車による恩恵を得るため、この現実的な死亡リスクを甘んじて受け入れている。それが合理的というものだ。同じように、卵を含めて食品に関する判断をするときには、リスクと利益を天秤にかける必要がある。

ほとんどは、もともと何かの病気にかかっていた可能性が高い。

感染した卵を食べることで病気になるリスクが実際にどれほどあるのかについては、こう考えることもできる。あなたがアメリカに住んでいるのなら、卵を食べてサルモネラ菌に感染するリスクは〇・〇一二パーセントだ。この場合、生卵を毎週一個（たくさんのクッキー生地を作る必要があるだろう）、一〇〇年にわたり（ほとんどの人はそんなに長生きしないので不可能）食べても、サルモネラ菌に感染した卵を一個も食べない可能性のほうが高い。さらに言うと、感染した卵を本当に食べてしまっても、おそらく病気にはならないだろうし、たとえ本当に病気になったとしても、気にならない程度ですむ可能性がきわめて高い。

とはいえ、食品の安全を心がけるのはよいことだ。卵は冷蔵庫で保存すべきだし、殻を割る前に水で軽く洗うべきだし、卵に触れたものは何でも石けんと水で洗うべきだ。

だが、ちょっとは楽しもう。たまにはクッキー生地をなめたってかまわない。あなたが日々ぶつかるほかの諸問題に比べれば、リスクはずっと少ないのだから。

まとめ――卵はガマンしなくていい

卵は安全に食べられる。卵のコレステロール含有量も、卵によるサルモネラ菌の感染リスクも、加熱調理したか生かにかかわらず卵を食べないほうがよいという根拠にはならない。あなたが健康な大人なら、特にそう言える。

ただし、それは血中の悪玉コレステロールの値が高いことが危険ではないという意味ではない。それに、コレステロール低下薬を服用している人が、実際には必要のない薬を飲んでいるということでもない。だが、あなたが食事性コレステロールに「応答」しない約七〇パーセントの人びとの一人なら、卵――あるいは、ついでに言えばコレステロールを多く含むほかの食品――を食べても血中コレステロール値はあまり変わらないだろうということだ。

では、自分が食事性コレステロールに応答するかどうかは、どうすればわかるのか？　かかりつけの医師に尋ねることだ。コレステロールの摂取量を変えたときに血中コレステロール値が大きく変わるかどうか、医師と一緒に見極めるといい。そうすれば、コレステロールの摂取量について心配しなくてよくなる可能性が高い。多くの人の血中コレステロール値は、食事性コレステロールから大した影響を受けないのだから。

卵はずっと私の娘の好物だ。娘が幼いころ、妻と私は娘にあまり卵を食べさせなかった。卵に含まれているコレステロールは健康に悪いと思っていたからだ。でも今は、そんなことはしていない。娘は今では好きなときに卵を食べるし、息子たちもそうだ。子どもたちには、お菓子作りのときにボウルをなめることも許している。私はと言えば、またふつうのオムレツを食べている。そう、黄身も入れた全卵のオムレツだ。

第4章 塩——研究を拡大解釈する過ち

私は料理番組がとても好きだ。その手の番組には吸い寄せられる。それで料理番組、なかでも口やかましいレストラン経営者やシェフからなる審査員団が評価をくだす番組から学んだことが一つあるとすれば、味が十分についていない食べ物は嫌がられるらしいということだ。特に、塩の利いていない食べ物は、ひどく嫌がられるように見える。料理番組に出演している審査員がこの重大な言葉——「もっと味をつける必要がある」——を口にしたら、コンテストの出場者が塩を控えすぎたのだと思って間違いない。

塩化ナトリウム、つまり食塩を構成する化合物は特別な物質である。私たちが生きるためには、塩の成分であるナトリウムイオンと塩化物イオンの両方が必要だ。これらのイオンは、細胞の健康や生化学的組成を保つのに欠かせない。だから、私たちが食品に塩味を強く求めるのは当然だ。

ほとんどの人は塩の味をおいしいと思うが、キッチンにおける塩の有用性は味だけではない。塩は食品中の苦味も抑えてくれるので、ほかの（よりよい）味がわかるようになる。[*]塩は肉を柔らかくするし、塩を使えば食品を脱水することができるので、ほかの味が濃縮される。研究から、塩には食品の「濃厚さ」を高め、甘みを増したり酸味などをまろやかにしたりする力があることも示されている。[1]スープに塩を加えた場合、スープはしょっぱくなるだけではない。塩のおかげでコクも感じられる。

赤ちゃんは塩味にわりと無頓着だが、生後六カ月になるころには塩味を好み始める。証明されたわけではないが、幼い子どもを塩味に触れさせると、ますます塩をほしがるようになるという説を立てている人もいる。近ごろではほとんど何にでも塩を入れるので、その論理によれば、私たちが、大量の塩をほしがる子ども、ひいては大人を生み出しているというのだ。

だがじつは、人類はいつの時代も塩を切に欲していた。塩が希少な必需品だったときでもだ。歴史を通じて、人間は塩を生きるための基本的な生活必需品だと認識していた。食生活や暮らしていた場所の気候が変わったことで、体内の適切な水分バランスを維持するために、塩はますます必要になった。暑く乾燥した地域では、十分な塩分――もちろんそれに水分――が生きるために重要だった。塩は、冷凍技術が発明される前には食品の保存にも役立った。肉を塩水に浸したり塩漬けにしたりすると、生の肉よりはるかに腐りにくくなった。この塩漬け肉は多くの古代の（さらにはそう昔ではない時代の）人間にとって重要な食料源であり、食料事情が厳しくなったときに祖先たちを支えた。

人間にとって、塩の入手は必ずしも簡単ではなかった。「給料」を意味する英語のsalaryは実際に「塩（salt）」に由来するし、ローマ帝国では、塩はきわめて貴重だったので通貨として使われた。中世にはヴェネツィアが塩の貿易を独占し、同都市国家は繁栄してイタリアの強国になった。塩は、開拓者たちが西に乗り出して新大陸アメリカを目指した理由の一つにもなった。アメリカ独立戦争の前には、入植者たちは大英帝国に塩の供給を頼っていた。だが戦争後は、独自の供給源を見つけなくてはならなかった。

生物学者のなかには、人間以外の動物は食べ物に塩味をつける必要がないという者もいる。しかし実際には、動物でも、塩を与えられたら勢いこんで食べることがある。これまでの章ですでに述べたし、以降の章でも繰り返すが、動物の健康状態から人間の健康について過度な推論をするのは禁物だ。ほとんどの動物は、一日一日を生き延びるために食べる。人間よりえり好みしないし、何だろうと手に入るものを食べる傾向がはるかに強い。それに、動物は食べ物を得るために多くの時間を割かなくてはならないが、人間はそれほどの時間を費やそうとはしない。

今は何でも手に入りやすい時代で、塩もわけなく手に入ってしまう。そうした背景から、塩を

＊塩味は五つの基本味の一つだ。あとの四つは苦味、甘味、酸味、うま味である。うま味、つまりグルタミン酸ナトリウム（ＭＳＧ）を食べたときに感じる「出汁」の味は第９章のテーマだ。

摂りすぎてしまう人はいる。だが、本書で取り上げるほかの多くの食品と同じく、摂取量が多いからといって、必ずしも健康的な範囲を超えて食べているというわけではない。それどころか、塩の摂取量が足りない人もいる。

食塩の推奨摂取量に根拠なし

あなたはきっと、塩を摂取すれば血圧が体によくないレベルにまで上がるという主張を聞いたことがあるだろう。これは少なくとも一〇〇年前にさかのぼる考えで、大方の「塩は健康に悪い」という説はそこから生まれてきた。だがじつは、塩と血圧と健康に関する主張は、その説得力のある理論の単純さとは裏腹に明確とはほど遠い。塩を摂取すると、確かに血圧は上がるようだ。とはいえ、必ずしも塩の摂取を控えなくてはならないということではない。

ほとんどの専門家は、塩の摂取と高血圧が一九〇四年にフランスで初めて結びつけられたと考えている。[2] その年におこなわれたある研究で、二人の研究者が六人の高血圧患者を三週間にわたり追跡した。研究では、六人に三種類の食事をしてもらった。おそらく、一週間ごとに種類を切り替えたのだろう。食事の内容は次のとおりだ。一つ目は、一日あたり二リットルの牛乳（塩はほとんど含まれていなかった）。二つ目は、タンパク質入りの牛乳、肉、卵（やはり塩はほとんど含まれていなかった）。三つ目は、牛乳と二リットルのスープ（塩がたくさん入っていた）。

この無慈悲で変わった食事計画を考え出した科学者たちは、患者の尿中塩分排泄量も毎日測定し、測定値から患者の塩分摂取量を推定した[3]（ナトリウムの摂取量を測定するには、どれだけ食べたかより、どれだけ排泄されたかを測るほうが、はるかにやさしい）。その結果、患者たちは、食事として口にする塩分量が少ないときには、その摂取量より多くの塩分を尿として排泄し、口にする塩分量が多いときは、尿として排泄する量より多くの塩分を摂取していた。さらに、塩分の摂取量が多いときのほうが、患者たちの血圧が高かった。

本書では、研究を見る際、そんなにも被験者が少なく試験期間も短い試験は疑うべきだと繰り返してきたつもりだ。この試験は、ランダム化されたのか盲検化されたのかも明らかではないし、被験者の選定に合理的な基準が使われたのかどうかもわからない。それに、「高」血圧の基準も明確ではなかった。

この研究にはあまり注目してもらいたくないし、この研究を基に、食の健康に関する方針や自分の食べるものを決めるなんてとんでもないことだ。にもかかわらず、それからの数十年のあいだに、一部の医療専門家が減塩というやり方で高血圧を治療し始めた。この傾向は、一九四〇年代後半になると勢いを増した。背景にあったのが、ウォルター・ケンプナーという研究者が、減塩食で五〇〇人の高血圧患者を治療したことだ。[4] この減塩食には無塩の白米と果物しか含まれていないので、とても続けられたものではないという点はお構いなしだった。ある訴訟では、ケンプナー博士は体罰まで使って被験者たちにその食事をさせたという主張もなされた。

この方法――塩分摂取量を減らして高血圧を治療すること――は、さまざまな理由からあまりうまくいかなかった。一つには、ライフスタイルを変えなくてはならない治療法（無塩の白米と果物だけの淡白な食事への変更など）を守るのがきわめて困難な場合、同じ効果が期待できる薬物療法の探索がたいていおこなわれるからだ。塩分の摂取と排泄のバランスは、その好例だ。塩分の排泄を促す薬（利尿薬として一般に知られている）が一九五〇年代なかばに広く利用できるようになり、医師は、ありえないほど制限の厳しい非常識な食事を強制することなく、患者の塩分バランスを容易に調整できるようになった。ただし、利尿薬によって電解質のアンバランス、脱力感、さらには不整脈といった重大な副作用が出る可能性もある。

だが、減塩による高血圧の治療は期待どおりではなかったにせよ、塩分の摂取が高血圧の人にとってよくない可能性を裏づける確かな根拠はある。これは、二〇一四年に『ニューイングランド・ジャーナル・オブ・メディシン』誌に発表された研究――「都市と地方の疫学的前向き研究」――によって確認されている。この研究では一八カ国、一〇万人以上の尿中ナトリウム排泄量が分析され、塩分摂取量の多い人のほうが、そうでない人より血圧がかなり高いことがわかった。[5] 同じ研究グループによっておこなわれ、『ニューイングランド・ジャーナル・オブ・メディシン』誌の同じ号に発表された別の分析は、さらに踏みこんだものだった。一日のナトリウム摂取量が七グラム（食塩相当量で一七・五グラム）以上の人は、三～六グラム（食塩相当量で七・五～一五グラム）の人より死亡率がかなり高いことが示されたのだ。[6] 塩分摂取量が特に多い人びとでは、心臓発作や心不全、脳卒中の発生率も高かった。

健康分野の研究者たちは、このような研究結果を幾度となく目にする。すると、どうしても次のような二つの結論を導いてしまう。塩分の摂取量が多すぎる人は、心血管障害が起こらないように摂取量を減らすべきだ。そして、高血圧の人は塩の摂取量をできるだけ控えるべきだ。

しかしこれは、私たちがみな塩を食べないようにすべきだ、という意味なのか？　それは違う。じつは、塩の摂取量が足りない人がたくさんいるかもしれないのだ。たとえば、アメリカ人のナトリウム摂取量は、平均で一日あたり三・四グラムだ。* これは、二〇一四年に『ニューイングランド・ジャーナル・オブ・メディシン』誌の研究論文で示された「安全圏」である三〜六グラムのなかでも少なめに該当する。塩分摂取量がそれより大幅に少ない場合には、体に悪い可能性もある。それについては次の節で説明しよう。

もちろん、どれくらいの塩分摂取量が「安全」なのかについて合意があるわけではない。アメリカ食品医薬品局（ＦＤＡ）は、三〜六グラムでも多いと考えている。ＦＤＡによる一日あたりのナトリウムの推奨摂取量は二・三グラムだ。世界保健機関（ＷＨＯ）は、二・〇グラムにすべきだと述べている。アメリカ心臓協会はさらに厳しく、一日のナトリウム摂取量をわずか一・五

＊塩分摂取量には下限（〇グラム）がある一方、上限はないので（大量に食べる可能性がある）、ナトリウム摂取量が三・四グラム以上の人より三・四グラム未満の人のほうが多い。「みな塩分の摂りすぎだ」という話を聞いたら、それを思い出そう。

グラムに抑えるように勧めている。

だが、これらの数値を裏づける論理的根拠はない。二〇一三年、アメリカ医学研究所の委員会が、世界各地のナトリウム摂取に関する科学的根拠の評価をおこなった。[7] そして、ナトリウムの過剰な摂取を控える努力は正当だということを認めた。だが一方で、塩分を極端に減らす食事を勧める根拠はないと警告した。委員会は、今後の研究から一日のナトリウム摂取量を一・五〜二・三グラムにした食事――ほかの団体が推奨している値――のメリットに関する情報が提供されることを期待した。

『ニューイングランド・ジャーナル・オブ・メディシン』誌に載った先ほどの研究では、まさにそれがおこなわれた。塩分の多い食事をしている人びとの健康状態が追跡されたのに加え、塩分の多い食事をしている人びとと非常に少ない食事をしている人びとの健康アウトカムも比較された。結果は気がかりなものだった。一日のナトリウム摂取量が三グラム未満の人びとでは、一日のナトリウム摂取量が三〜六グラムの人びとより、さらには七グラム以上の人びとよりも、死亡リスクや心血管事象のリスクが高かったのだ。

この結果が医学界にとって初めてのものだったのなら、衝撃が走っただろう。だがじつは、似たような結果はすでにあった。二〇一一年に『ジャーナル・オブ・ジ・アメリカン・メディカル・アソシエーション』誌に発表された研究では、三六八一人を対象として一〇年近くにわたり追跡調査をおこなった。[8] この研究でも、塩分の過剰摂取が高血圧と関連していることが見出された。だがその一方で、減塩食が、心血管の障害に起因する高い死亡率と関連していることも見出された。

どうやら、塩分の多すぎも少なすぎも、心臓発作や脳卒中につながる可能性があるようだ。では、なぜ専門家や関連組織は、極端に塩を減らすよう一般市民に強く促すのか？　残念ながら、こうしたことは医学ではあまりにも多い。一つの集団に関する知見を、それ以外の全員に適用してしまうのだ。

「多すぎ」より「少なすぎ」のほうが危険

食の健康に関するほとんどの事柄と同じく、塩分の摂取という問題にも万人に当てはまる解決策があるわけではない。最近おこなわれたメタ分析から、この点がよくわかる。[9]　この研究では、塩分摂取量と心血管事象や死亡との関連が調べられたが、その議論に高血圧が加えられた。目的は、塩分摂取が、どのように高血圧の人びとと正常血圧の人びとにおける健康アウトカムに影響するかを知ることだった。これら二つの集団に対する塩分の影響を区別することは重要だと言える。なぜなら、塩分が高血圧の人と正常血圧の人に異なる影響を及ぼすかどうか、そしてどのような影響を及ぼすかがわかったら、医療専門家は塩分の摂取について、それぞれの人に合った助言ができると考えられるからだ。

そのメタ分析では、四件の大規模な研究から得られたデータが検証された。比較された被験者は、合わせて四九カ国の一三万三〇〇〇人以上にのぼった。これらの研究における被験者の追跡期間は中央値で四年以上あり、被験者の内訳は、高血圧の人と正常血圧の人がほぼ半々だった。

分析の結果、高血圧の人と正常血圧の人では、塩分の影響が確かに異なることが明らかになった。高血圧の人のほうが、正常血圧の人よりナトリウムへの感受性が高いようだった。高血圧の被験者が正常血圧の被験者と同量の塩分を摂取した場合、血圧の上昇値は正常血圧の人の約二倍あった（ただどちらの場合も、大幅な上昇は見られなかったが）。また、一日のナトリウム摂取量が七グラム以上だった高血圧の人では、摂取量が四〜五グラムの人より有害な心事象の発生率や死亡率がはるかに高いことも見出された。一方、正常血圧の人びとでは、塩分摂取量が多くても、それらのリスクは高くなかった。

言い換えれば、塩分の摂りすぎは、高血圧の人びとでは悪いアウトカムのリスク因子らしいということだ。しかし、正常血圧の人びとでは、そうではない。

意外にもこのメタ分析では、高血圧の人びとにおいて、塩分摂取量が多すぎることより少なすぎことによる悪影響のほうが大きい可能性も示された。一日のナトリウム摂取量が三グラム未満の高血圧の人では、摂取量が四〜五グラムの人に比べて悪いアウトカムのリスクが高く、さらには摂取量が七グラム以上の人よりもアウトカムが悪かった。

この結果——塩分摂取量の少なすぎは多すぎより危険だということ——は、正常血圧の人にも当てはまる。一日のナトリウム摂取量が三グラム未満だった正常血圧の被験者は、摂取量が四〜五グラムの被験者よりリスクが高かった。こうした結果は、被験者から心疾患患者を除外したときでも変わらなかった。

このメタ分析は、塩分と心血管の健康に関する一般通念を強化もすれば覆しもする。この分析から、塩分を摂りすぎている高血圧の人は塩分を減らすべきだという考えの信憑《しんぴょう》性は高まる。だが、正常血圧の人では、塩分の摂取量を増やしても健康にさほど影響はないということも示唆される。

悩ましいのは、この研究によるもう一つの重大な知見を裏づける研究データが増えていることだ。つまり、食事の塩分を極端に抑えるとむしろ有害かもしれないのだ。だがいっそう気がかりなことに、政策立案者たちにはこのニュアンスがわからないらしい。たとえば、アメリカ農務省が発表した二〇一五年版の栄養ガイドラインでは、アメリカ人は塩分摂取量を減らすべきだと引き続き主張されている。[10] だが研究データからうかがえるのは、多くの人が実際には塩分摂取量を増やしたほうがよさそうだということだ。

ナトリウムパラドックス

塩をもっと控えるべきかもっと摂るべきかはともかく、現在の食料供給状況を踏まえると、ナトリウムの適切な摂取バランスを取るのは難しい。もしかしたら、近ごろのナトリウムに関する最大の問題は、食卓で料理に塩をどれくらい振りかけているか、ではないかもしれない。むしろ、店で買う総菜やレストランで注文する料理に入っている塩の量が問題だろう。

アメリカ人が毎日摂取するナトリウムの約八〇パーセントは、加工調理の段階で食品に加えられた塩であると推定されている。たとえば、食パン一枚にはナトリウムが最大で二三〇ミリグラム入っている可能性がある。食肉店で売られている七面鳥の胸肉八五グラムには、ナトリウムが一〇〇〇ミリグラム以上入っていることがある。プロセスチーズ一枚には、四五〇ミリグラム以上含まれている場合もある。[11]

塩が入っていることすらわからないことも、あるのではないだろうか。塩は出来合いのパスタソースや冷凍ピザ、缶詰めスープなどにも入っている。公益科学センターは、アメリカ中で販売されているさまざまな食品のナトリウム量を記録している。[12] ザ・チーズケーキ・ファクトリーという店のフライドチキン&ワッフル・ベネディクトには、三三九〇ミリグラムのナトリウムが入っている。ほとんどの人が一日に食べるくらいの量だ。デイブ&バスターズのショートリブ&チージー・マックスタックにも、ちょうど同じ量のナトリウムが含まれている。それでも、ウノ・ピッツェリア&グリルのホール・ホッグ・バーガーと付け合わせに比べたら少ない。それには、なんと九七九〇ミリグラムものナトリウムが含まれている。いずれにせよ初めに挙げた二品のどちらかを食べただけでも、その日ほかに食べたものが何であれ、塩分の推奨摂取量の範囲で「高い」に入っている可能性が高い。それはほとんどの人が塩分の摂りすぎだとほぼ間違いなく判断されるレベルで、ホール・ホッグ・バーガーなら、一つ食べただけで、すでにその域に入ってしまう。

はっきり言っておこう。企業やレストランは、料理番組の審査員たちが挙げるのと同じ理由で塩を使う。つまり、塩を入れたほうが、料理がおいしくなるのだ。だがそのせいで、塩分の摂取量をチェックしようと思っても、簡単にはできない。外食をやめ、加工食品を食べるのもやめたら、何の努力もなしに塩分摂取量を大幅に減らせるだろう。だが、両方ともやってのける人はほとんどいないだろう。

外食も加工食品も避けろというのは、実践してみたらどうかと人に軽く言える話ではない。小児科医として私は、学校のランチが健康によくないという苦情を長年、耳にしてきた。特に、塩分が多すぎるという不満の声が多い。それで、親がもっと熱心になって子どもにランチを作って持たせる必要があると説く声をたくさん聞いてきた。だが、ランチを作るお金や時間を親がもてるようにと運動する人などいない。それに、親が子どものランチを作ったところで、それには学校が提供するランチよりもたくさん塩が入っていることが多々ある。(13)*

加工食品に入る最終的な塩の量を多くの活動家が気にしており、彼らはＦＤＡに、塩分の観点から食品の調理、加工、表示について規制をかけるよう求めている。彼らの意図はよい。味覚の目隠しテストを用いた研究から、レストランで料理に加える塩の量を、料理の風味をあまり損なわずに減らせることが示されている。[14] そして多くの企業が、塩分の少ない食品を求める消費者運動の広がりを意識して、減塩に取り組んでいる。いくつもの大手ファストフードチェーンが、多くの商品で塩分量を減らしている。ただし、店側は減塩について語りたがらない。なぜなら、「健康によい」と聞くと、「あまりおいしくない」と思う人もいるからだ。

　提供する塩の種類を変えることで塩分反対運動を鎮めようとしてきた企業もある。たとえば、コーシャーソルト〔ユダヤ教の掟に則った塩〕は食卓塩より体積あたりのナトリウム量が実際に少ないので、一部のレストランはコーシャーソルトを提供し始めている。客が食卓塩と同じくらいの量を振りかけてもナトリウムの摂取量を減らせると、レストラン側は期待しているのだ。もちろん、コーシャーソルトは食卓塩より体積あたりの「塩辛さ」もマイルドなので、客が食卓塩と同じ塩辛さを求めてコーシャーソルトを多く使う可能性はある。それではちっとも解決法になっていない。

　政策立案者が塩をめぐる論争に介入すると、同じように見当違いなことになりがちだ。たとえばニューヨーク市では、ナトリウムを二三〇〇ミリグラム以上含む品について、メニューに警告を表示するようレストランチェーンに義務づける条例が成立した。だが、二三〇〇ミリグラムというのはすごく多い。ＦＤＡが推奨している一日のナトリウム摂取量の上限なのだから。そんなにナトリウムが入っている食品はとても塩辛いはずだが、一口食べて塩が大量に入っていることがわからないようなら、あなたは無頓着ということだろう。それはさておき、根本的な問題は、塩がどっさり入っている食品があることではない。企業が塩を食品にこっそり入れているのに、消費者はそんなに入っていると思いもしないことにある。

加工食品や調理済みの食品に入っている塩の量は、政府が規制を大幅に変えない限り、一律に減ることはないだろう。もっとも、多くのアメリカ人はそんな変更を認めたがらないだろうが。ともかく、ここで話題にしているのは加工食品や調理済み食品であって、すべての食品ではない。もしもあなたが、塩分の過剰摂取による悪影響が出るほど加工食品やレストランの料理を食べているのなら、おそらくほかの食材も摂りすぎで健康を損なっているだろう。

まとめ――摂りすぎもよくないが、摂らなすぎもよくない

一八カ国の国民の九五パーセント以上はナトリウムを一日に三グラム（食塩相当量七・五グラム）以上摂取しており、六グラム（食塩相当量一五グラム）以上摂取している人の割合は二二パーセント程度だ。[15] 健康な人なら、この摂取量で問題なさそうだ。多くの健康関連機関は塩分を極

＊これは研究によって裏づけられている。テキサス州の八つの小学校で、生徒が持参していたランチと、学校のカフェテリアで提供されていたランチが調べられた。すると、家で作られたランチにはナトリウムが平均で一一一〇ミリグラム含まれていたのに対し、学校のランチでは六四〇ミリグラム未満だったことがわかった。

端に控えることを求めているが、それは達成するのが難しいだけでなく、健康な人について言えば、おそらく医学的見地からも望ましくない。塩分を過剰に抑えた食事が、有害な心事象、さらには死亡のリスクが高いことと関連していることを覚えていてほしい。

塩分を控えると健康にどんな影響があるのかについては、もっと情報が必要なのは間違いない。塩分が極端に少ない食事の価値を評価するには、大規模なランダム化比較試験が必要だ。通常、そのような前向き試験は、コホート研究や症例対照研究で認められる相関関係の確認を目的としている。だがこの場合、これらの疫学研究から、塩を極端に減らした食事は健康によいどころか悪い可能性が示唆されている。

FDAによれば、成人の約三分の一は高血圧であり[16]、高血圧の人は塩分の摂取を控えたほうがいいだろう。だが、それ以外の人びとには、健康関連機関が提唱しているナトリウムについての厳しい警告は的外れである可能性がある。

塩もほかの食材と同じく、摂取量が多すぎず少なすぎず、偏らないように注意すべきだ。カロリーの摂りすぎは健康に悪い。だからといって、摂取カロリーをゼロにすべきだということではない。運動不足が健康を損ねることもある。だからといって、体が故障するほど運動すべきだということではない。日の光を浴びすぎると、がんが引き起こされる可能性がある。だからといって、いっさい外出を控えるべきだということではない。

何事もほどほどがよい。これは使い古された決まり文句だが、核心を突いている。加工食品には必要以上に、あるいは望む以上に塩分が含まれていることがあるので、普段は自分で料理したほうがいい。だが、家で作った料理の塩気が物足りないなら、塩を足したほうがいいだろう。

第5章 グルテン――研究者本人が火消しに手を焼く健康ブーム

今日、多くの人がグルテンを恐れ、ひどく嫌っている。だが、グルテンが何なのかを本当に知っている人は少ない。ずいぶん多くの商品が「グルテンフリー」として売り出されていることには、まったく驚かされる。キャンディーにもグルテンフリーの表示があるし、炭酸飲料や肉、さらには野菜にまでそう表示されている。妙なのは、今挙げた食品には、これまでグルテンが含まれていたためしがないことだ。グルテンフリーを宣言している企業は、それらの食品が以前より健康的なのだと消費者を言いくるめようとしているにすぎない。

グルテンとは何か？　グルテンは小麦や大麦、ライ麦、ライ小麦（小麦とライ麦の交配種）などに含まれているタンパク質複合体で、それら穀物の構造をつくる主要な材料である。弾力性があり、パンに噛みごたえやおいしさをもたらすのに一役買っている。

食事からグルテンを除去するのは簡単ではない。なぜなら、小麦や大麦、ライ麦は、いろいろな加工食品に入っているからだ。小麦はパンやスープ、パスタ、シリアル、ソースなどの多くの食品に入っているし、大麦は着色料に使われている。大麦は麦芽の原料でもあるので、ビールにも含まれている。ライ麦も、パンやビールなどの多くの食品で使われている。

世界中の人びとがたくさんのグルテンを食べているし、グルテンを食べてきた期間も長い。二〇一四年、小麦は世界中で摂取されているカロリーの約二〇パーセントを占めており、その値はほかのどの食品より大きかった。二〇一三年には七億トン以上の小麦が収穫されており、それは老若男女を問わずに平均すれば、一人あたり約九〇キログラムに相当する。

だが世界の状況に反して、小麦の消費量は二〇〇〇年以降、アメリカでは減少している。これは、グルテンが健康問題を引き起こすと思っている人が、爆発的に増えたためである可能性が高い。

しかし、小麦の消費量が減っても、明らかにグルテン「問題」の発生率は減っていない。なぜなら、グルテンは大多数の人にとってはまったく問題ないからだ。もちろん、すべての人がグルテンを食べられるわけではない。セリアック病の人や小麦アレルギーがある人は、グルテンをできるだけ避けるべきだ。とはいえ、必ずしも「グルテン過敏症」の人が、みな同じ状況にあるわけではない。(1)

小麦アレルギーとセリアック病

グルテンを避ける必要があるのは、次の三つのどれかに該当する人だ。小麦アレルギー、セリアック病、グルテン過敏症。だが、これら三つは同じではなく、一つ目と二つ目は三つ目よりははるかに明確である。

ご想像のとおり、小麦アレルギーがある人は小麦を避ける必要があり、そうするにはグルテンフリーの食品という選択肢がある。

小麦アレルギーは、かなりまれだ。ヨーロッパでは、小麦アレルギーの有病率は〇・一パーセントであり、[2] 牛乳や卵、大豆、ピーナッツ、ナッツ類、魚、貝に対するアレルギーより少ない。アジアにおける有病率は、〇・〇八〜〇・二一パーセントだ。[3] アメリカでは〇・四〜一パーセントくらいだ。[4] 小麦アレルギーがある人のかなりの割合を子どもが占めており、その多くは成長するにつれて症状が出なくなる。

何でもかんでもアレルギーと認定されるようになってしまったと思っている人は多いが、医師から小麦アレルギーがあると診断された人は、（アレルギーのひどさに応じて）小麦をまったく含まないか、ほとんど含まない食事をする必要がある。小麦アレルギーの人は、小麦だけでなくグルテンも避けるようにと警告されるかもしれない。だが、それは行きすぎている可能性がある。小麦を避ける必要があるからといって、あらゆるグルテンを避ける必要があるということではない。言い換えれば、必ずしも絶対にダメだというわけではないのだ。小麦を含まない食事のほうが、グルテンを含まない食事よりはるかに選択の幅が広がるので、続けやすいし、栄養不足に陥る可能性も低くなる。

だが、セリアック病の人の場合、簡単に言うとグルテンに対する免疫反応が起こるため、セリアック病の患者はグルテンを絶対に避けなくてはならない。

セリアック病が初めて報告されたのは約一三〇年前のことで、便が非常に臭くて色の薄い、栄養失調と思われる患者に関するものだった。はじめ、医師たちにはセリアック病の原因がわからなかったが、患者の食事を変えれば症状が改善するかもしれないという予感はあった。そこでまず、患者に牛乳や果物、野菜を避けるように指導してみたが、どれも根本的な症状には効果がなさそうだった。それから医師たちは、低脂肪食に治療効果があるかもしれないと考えたが、やはり効き目はなかった。

一九四〇年代になって、セリアック病の研究者たちはようやく小麦に目をつけた。第二次世界大戦による食料不足が一つのきっかけになった。大戦中には貿易禁止や飢饉のせいで、ヨーロッパでは多くの人が、パンなど小麦を原料とする食品を口にできなくなったのだ。だが皮肉にも、セリアック病患者では、こうした本来なら悲惨なはずの状況下で、消化管の健康状態が目覚ましく改善した。戦後、ここに手がかりを得た科学者たちによって、セリアック病の原因がグルテンであることが突き止められた。

セリアック病の人では、グルテンが含まれている食品が小腸に到達すると、体の機能がややおかしくなる。免疫系は、体に異常が起きていると判断して本格的に動き出す。だが、このときグルテンに過剰に反応してしまうので、体にダメージをもたらすことになる。やがて、小腸の粘膜に慢性的な炎症が起こり、必要な栄養素をまったく吸収できなくなる。すると、体重の減少や膨満感、下痢などが起こる。また、小腸以外の組織や器官にも、必要な栄養素が行き渡らなくなってしまう。

セリアック病の課題の一つは、ほとんどの人には自覚症状がないので、診断がきわめて難しいことだ。この病気にかかっている人の約二〇パーセントには便秘があり、約一〇パーセントは肥満している。セリアック病の子どもでは、体重過剰か肥満が七五パーセントにも上る。そんな子どもたちが栄養失調なのだ。栄養不足を思わせるような体型ではないので、まったくそうは見えないのだが。

セリアック病を診断しようとする場合、医師は少なくともこの病気に伴ういくつかの事実を判断材料にすることができる。たとえば、この病気にかかりやすい人びとがいる。セリアック病は遺伝するので、血縁者にセリアック病患者がいたら、この病気になる可能性が高い。セリアック病は、1型糖尿病やダウン症候群、ターナー症候群の人にも多い。自己免疫性甲状腺疾患や顕微鏡的大腸炎の人でも多い可能性がある。

セリアック病かどうかを見極めるためには血液検査が役立つが、決定的な診断法は内視鏡検査だ。カメラ〔内視鏡〕つきのチューブを患者の喉に挿入して小腸を調べ、その際に生検〔病変を採取して顕微鏡で調べる検査〕もおこなう。

セリアック病と診断された場合、唯一の現実的な治療法はグルテンフリー食だ。根治療法はない。グルテンの摂取をやめたら比較的すみやかに具合がよくなり始めることが多いが、小腸が完全に治るまでには何年もかかることがある。おまけに、グルテンをふたたび摂取し始めたら症状が再発するだろう。

最近の研究によると、アメリカにおけるセリアック病の有病率は推定〇・七一パーセントである。[5] それは、一四一人に一人がこの病気を抱えているということだ。有病率は、多くのヨーロッパの国々でも同じくらいだ。困ったことに、そのほとんどは診断をくだされないでいる。それが、セリアック病ひいてはグルテンが、世界中で食生活に関する非常に多くの問題を引き起こしているという説に人びとが執着してきた理由の一つだ。セリアック病があることは知っていても、それにかかっていると気づいている人はほとんどいない。

私はセリアック病の問題にひどく心を痛めている。今挙げた統計データを踏まえると、約三〇〇万人のアメリカ人がセリアック病を患っている可能性があり、多くの人が診断されないままになっている。その責任はある程度、私たち医師にある。『ジャーナル・オブ・インターナル・メディシン』誌に発表されたある研究では、二四〇〇人以上のセリアック病患者が調査された。[6] そのうち、かかりつけ医から診断されたのは一一パーセントだけだった。それ以外の患者は、かかりつけ医以外から診断されていた。ほとんどの場合は、かかりつけ医が助けになれなかったため、患者がやむをえず探し出した専門医だった。この研究では、かかりつけ医を対象とした調査もおこなわれ、セリアック病を診断したことがある医師が三五パーセントにとどまることがわかった。統計上は各医師が少なくとも数人のセリアック病患者を抱えていることを考えれば、それはとても上首尾とは言えない。

研究から、セリアック病がしばしば別の病気と誤診されることも示されている。過敏性腸症候群と診断される人は、そうでない人と比べてセリアック病にかかっている割合が四倍にも上る。(7)これは、医師が過敏性腸症候群をセリアック病と勘違いすることがあるということだ。鉄欠乏症や葉酸欠乏症と診断されて治療を受けていた人が、結局セリアック病だとわかることもある。(8)自閉症と診断されたが、じつはセリアック病だったと判明した子どもの症例報告すら一例ある。(9)

セリアック病については現在の医療体制が頼りにならないとなると、患者は自己診断を始める。胃の調子が悪い人は、セリアック病かもしれないからグルテンフリー食を実践しようと思うかもしれない。それで調子がよくなれば、苦痛の原因はグルテンだったと確信するかもしれない。本当の原因は別のものだったかもしれないし、改善したのは、小腸の炎症が抑えられたからではなくプラセボ効果だったかもしれないのに、そう思いこむ可能性がある。セリアック病にかかっていると思うなら、医師に診てもらう必要がある。診断をくだせるのは医師だけだ。

セリアック病のほとんどの人が診断されていないと考えられることから、セリアック病のスクリーニングをすべての人におこなうべきだと主張してきた患者支援団体まである。だが、医療スクリーニングに関する勧告をおこなうアメリカ予防医療専門委員会は、たとえセリアック病のリスクが高い人びとのあいだでも広範なスクリーニングの実施を支持する十分な根拠がないという見解を取っている。[10]生検自体にもリスクがつきものだし、セリアック病は全国レベルで対処が必要なほど多いわけでもない。そのため、セリアック病と一致する症状のある患者に対しても、検査は留保されている。

セリアック病は深刻な病気だ。本書で、たいした病気でないかのような印象を与えているとしたら、それは違う。セリアック病の人は、グルテンフリー食にしなければならない。しかし、本章でこれから取り上げるほかの症状の人びとには、その必要はないかもしれない。

曖昧なランダム化比較試験の結論からパニックへ

セリアック病や小麦アレルギーの人は比較的少ない。この二つとはほかに、自分は「グルテン不耐症」や「グルテン過敏症」だと主張する人びとがいるが、それは自己免疫疾患（セリアック病など）でもアレルギー問題（小麦アレルギーなど）でもない。「グルテン不耐症」や「グルテン過敏症」はセリアック病や小麦アレルギーとは少し異なり、グルテンによってさまざまな症状が出る。

グルテンに過敏だと主張する人びとが、理由もなくそう主張しているわけではない。『アメリカン・ジャーナル・オブ・ガストロエンテロロジー』誌に二〇一一年に発表された研究では、[11]グルテン過敏症を自称する三四人の患者が半数ずつランダムに二つのグループに分けられ、二つの療法のうち一つを受けた。どちらの療法でも、患者はグルテンフリー食を実践した。このとき一つ目のグループは、グルテンフリー食に加えてグルテンフリーのマフィン一個とグルテンフリーのパン二枚を毎日与えられた。二つ目のグループは、グルテンを含むマフィンとパンを与えられた。その結果、二つ目のグループのほうが、症状（痛み、膨満、疲労、便の硬さに対する満足度の低下）の悪化を訴えた患者が多かったが、完全にグルテンフリー食だった一つ目のグループでも、四〇パーセントが同じような症状を訴えた。それで研究者たちは、こう結論づけた。「『非セリアックグルテン不耐症』という病気はあるかもしれないが、メカニズムを解明する手がかりは明らかにならなかった」

この短く曖昧な説明が大騒動を巻き起こした。生活や健康に支障をきたした人びとが、さまざまな不調をグルテンのせいにし始めたのだ。この過剰な反応に乗じた本が続々と出版された。その一冊でデイビッド・パールマターが著した『穀物脳（*Grain Brain*）』〔邦訳は『「いつものパン」があなたを殺す』（白澤卓二訳、三笠書房）〕では、グルテンは「人類にとって、最も大きく最も認識されていない健康への脅威の一つ」だと宣言された。[12]

ここで思い出しておこう。人類はグルテンを何千年も前から摂取してきた。そしてなおかつ、この惑星をかなりうまく支配してきたのだ。現代の小麦には昔より多くのグルテンが含まれている、と主張する人もいる。だが科学者たちがこの件を検討し、少なくとも二〇世紀、二一世紀のアメリカでは、育種によって小麦のタンパク質、つまりグルテンの含有量は増加していないことがわかった。(13) したがって、人類の祖先が摂取していたグルテンが、私たちが今摂取しているグルテンより健康によかったというわけではなさそうだ。

それに、過去数十年で小麦粉の消費量が年々増えているわけでもない。一人あたりの小麦粉の年間摂取量は、一八八〇年の約一〇二キログラムでピークに達したあと、一九七〇年代はじめには約五〇キログラムまで減った。(14) その後また増え始め、二〇〇〇年には六六キログラムになったが、アメリカ人が一八八〇年に食べていた小麦粉、ひいてはグルテンの量にはとても及ばない。したがって、グルテンが過去より現在のほうが問題になっているのは、単に消費量が増えたからということではなさそうだ。

しかし、何百万人もの人びとが、こうした知見に気づいていないか、関心を示さない。二〇一四年には、アメリカ人が二〇一六年にはグルテンフリーの食品に一五〇億ドル以上を費やすことになると推定された。(15) グルテンフリーはただ爆発的な人気を博しただけでなく、一大ビジネスへと成長した。いつもなら一般の人よりこの手の話題に明るい私の友人の多くでさえ、グルテンは恐ろしいという考えに乗り始めたほどだ。

こうした騒ぎの多くが、三四人を対象にした小規模な研究とともに始まったことを思い出してほしい。しかも、その研究結果は、グルテンの摂取をやめたら確かな改善が見られるかという観点から見ても決定的ではなかった。多くの人が、結果に異議を唱えたほどだ。

その研究をおこなった研究者たちは、この結果に満足することなく、特にグルテン過敏症について研究を続けた。そして、以前に得られた知見を確認するため、もっと優れた研究を計画した。[16]今度の研究デザインははるかに巧妙で、研究期間中に摂取するグルテンの量をさまざまに変化させたときに被験者の症状がどう変わるのかも調べられた。結果は次のとおりだ。「非セリアックグルテン過敏症の患者で、グルテンの特異的な影響や用量依存的な影響があるという証拠は認められなかった」。言い換えれば、グルテンフリー食にはグルテン過敏症への効果がなかったということだ。

研究者たちは、自分たちが作り出した騒ぎを抑えようと、さらに踏みこんだ。彼らが二〇一四年に発表した研究では、グルテン過敏症を自称する人びとが調べられた。[17]一四七人の被験者の七二パーセントは、自己診断したか誰か――ほとんどの場合、医師以外の人――にそう言われたというだけで、グルテン過敏症の標準的な診断基準を満たしていなかった。さらに、被験者の二五パーセントでは、グルテンフリー食によって症状をうまく抑えることができなかった。

多くの疑似科学と同じく、一つの考えがつぶれると、ほどなく別の考えが注目を浴びる。グルテンは悪いという根拠が怪しくなると、科学者たちは発酵性（fermentable）、オリゴ糖（oligosaccharides）、二糖類（disaccharides）、単糖類（monosaccharides）およびポリオール

（polyols）〔ソルビトールやキシリトールなどの甘味料〕に関心を向け始めた。それは、頭文字を取ってフォドマップ（FODMAP）として知られる。フォドマップはグルテンを含む食品中に存在するが、グルテンを含まないタマネギやアボカド、ニンニクなどの食品にも存在することがある。言うまでもなく、フォドマップはグルテンより広く網をかけるものであり、フォドマップを多く含む食品は一部の人にとって、新たに避けるべき一群の食品となっている。だがあいにく、フォドマップの摂取を控える食事の効果は実証されておらず、低フォドマップ食から効果が得られそうな人を診断する手段も確立されていない。グルテン過敏症の概念そのものと同じ状況だ。

安易なグルテンフリー食の実践はキケン

あらゆる問題が、グルテンのせいにされ始めた。問題のなかには、腸と関係のないものもある。予防接種のワクチン反対を訴えていることで知られる俳優のジェニー・マッカーシーは、グルテンフリーやカゼインフリー〔カゼインはリンを含むタンパク質の一種で牛乳やチーズなどに含まれている〕の食事が息子の自閉症様の症状を改善するのに役立つと信じている。かつてトーク番組「ザ・ビュー」の司会を務め、実際にセリアック病を患っているエリザベス・ハッセルベックは、グルテンフリー食が、セリアック病ではない人も含めてほとんどの人にとって健康によいとして勧めている。食に関するブームを見逃さない俳優のグウィネス・パルトローも、グルテンフリー食を健康改善の手段として支持している。ほかにも、食事からグルテンを除去すると、糖尿病や湿疹、注意欠陥多動性障害（ＡＤＨＤ）、アルツハイマー病などの症状が改善すると断言する人びともいる。こうした主張のほとんどには確かな研究による裏づけがないと聞いても、あなたはもう衝撃を受けないはずだ。

私は、人びとがより健康的な食生活を送ることに反対なわけではない。加工食品の摂取を減らせるという理由でグルテンを避けているのなら、いいと思う。炭水化物の摂取を減らしてタンパク質や野菜を増やすためにグルテンを避けるのなら、それもかまわない。グルテンの摂取をやめて体重が減ったと実感する人がたくさんいるが、減量とグルテンとは無関係だろう。体重が減るのは、グルテンを避けることで、パンやビール、精製炭水化物、パスタといった多くの太りやすい加工食品を食べなくなったから、という理由のほうがはるかに大きそうだ。

さらに、たとえあなたがグルテンフリー食をダイエット食の一種だと思っていても、グルテンフリー食がほかの大衆向けダイエット食より効果があることを示す十分な根拠はない。世界で蔓延する肥満の原因はグルテンだという考えに確かな根拠はないので、グルテンフリーとダイエットを結びつける論理には、そもそもあまり説得力がない。

それどころか、グルテンフリー食を実践すると、やせるのではなく太る可能性がある。二〇〇六年に発表されたある研究では、三七一人のセリアック病患者にグルテンフリー食を与えて、その影響を追跡調査した。(18) 二年後、被験者の八一パーセントで体重が増えていた。子どもを対象とした同様の研究では、子どもたちがグルテンフリー食に移行したのち、体重過剰の子どもの割合がほぼ倍に増えた。(19) グルテンフリー食を実践しているスペインの五八人のセリアック病患者を調べた研究では、グルテンフリー食には、グルテンを食べていた人びとの食事より脂肪が多く食物繊維が少ないことが見出された。脂肪が多いからといって、必ずしも健康に悪い食事をしているということではないが（脂肪については第1章を参照）、脂肪を摂りすぎてしまうリスクが高くなるのは確かだ。

とはいえ、グルテンは悪いという強迫観念が広がったことで、よい動きもいくらか出てきている。私がセリアック病の人と話すと、今では多くのレストランや食品会社がさまざまなグルテンフリー食品の選択肢を提供してくれているのでありがたいという意見をよく聞く。少し前まで、セリアック病患者には食べられるものがほとんどなく、グルテンフリー食を守ることが今よりずいぶん難しかった。だが今では、好きな食べ物の多くがグルテンフリータイプで手に入る。結果的には、セリアック病患者の生活の質がかなり向上した。

だが、セリアック病の人はグルテンを避ける以外に選択の余地がないことを忘れてはならない。一方、そうでない人が、グルテンを含む商品の代用としてグルテンフリー商品を選ぶと、それが裏目に出てしまうかもしれない。

『ウォール・ストリート・ジャーナル』紙のある記事で、往々にしてグルテンフリー商品には、グルテンを含む類似の商品より炭水化物やナトリウムが多く、食物繊維やタンパク質が少ないことが示された。[20] グルテンフリーのシリアルでは、グルテンを含むシリアルよりビタミンやミネラルがかなり少ないことがある。小麦粉の代用となるグルテンフリーの米デンプンやジャガイモデンプン、コーンスターチなどは精製炭水化物なので、それらを食べるのはあまりよくない可能性がある。数千人の医療従事者を二五年以上にわたって追跡した研究では、グルテンの摂取量が少ない人は全粒粉の摂取量が少ないこと（すなわち心疾患の予防効果を得られないこと）がわかった。[21] また、グルテンフリーのベーグルは、ふつうのベーグルよりカロリーが二五パーセント多く、脂肪は二・五倍、砂糖は二倍含まれており、食物繊維は半分だった。それに、グルテンフリー食品は値段もはるかに高い。

　グルテンフリー食では、ビタミンBや葉酸、鉄などの栄養素が不足する恐れがある。[22] くわえて、厳密なグルテンフリー食を実践している人は、マグネシウムや亜鉛の摂取量も少ない。だから少なくとも、グルテンフリー食品を食べなくてはならない人は栄養指導を受けて、グルテンを避けることで必然的に起こりうる栄養不足を防ぐ必要がある。

　では、なぜそんなにも多くの人が、グルテンの問題を抱えていると思っているのか？　最も簡単な説明は、**ノセボ効果**を経験しているというものだ。すでに触れたように、**プラセボ効果**とは、有効成分のないものを摂取しても、効果があるだろうという思いこみによって効果が現れることを意味する。ノセボ効果はその逆だ。同じく思いこみから、悪い影響を被ることである。たとえば二〇一四年、痛みに関するノセボ効果を調べた研究のメタ分析結果が発表された。[23] 分析の対象となった一〇件の研究では、痛みを引き起こさない物質を被験者に投与したうえで、医師が被験者に、症状が悪化する可能性をほのめかした場合とほのめかさなかった場合に、被験者が感じる痛みの程度が違うかどうかが調べられていた。これらの研究で被験者たちは、症状が悪化する可能性を医師がほのめかしたときのほうが、何もほのめかさなかったときよりはるかに強い痛みを感じたと報告した。

医師のみなさんには、患者にかける言葉に注意すべきだということを肝に銘じてほしい。なぜなら、悪いことを匂わせたら本当にそうなりかねないからだ。グルテンは悪いという警告が、友人や家族、有名人、さらには医学界から怒涛《どとう》のように押し寄せてくるようなご時世とあらば、人びとがグルテンを食べて不安を感じるのも驚きではない。

グルテンフリー食がメジャーになった理由としてもう一つ考えられるのは、炭水化物に対する反発の波に乗っていることだ。アトキンス・ダイエット、パレオダイエット、そして「ホール・サーティ（Whole30）」〔自然食品に着目した三〇日間の食事療法〕などは、食事だけでなくライフスタイルの変更を勧める方法だが、それらは根本的に炭水化物の少ない食事プログラムであり、カロリー源をなるべく炭水化物からタンパク質と脂肪に変えるように促している。グルテンおよびグルテンに関連する病気や体調不良は、炭水化物は健康に悪いという主張の裏づけとなる材料を提供している。炭水化物の食べすぎは体重増加や肥満をもたらす、という事実を述べるだけでは十分でない。炭水化物が化学的にも本当に健康に悪いというほうが、より信じやすくなるのだ。

グルテンは悪いという思いこみの威力は衰える気配もない。二〇一六年のある研究では、経時的な調査データを用いて、アメリカでセリアック病の臨床検査を受けた人の数が推定された。[24] 加えて、調査対象のうち何人が、調査以前に医師からセリアック病と診断されてグルテンフリー食を「守っている」かも調べられた。その結果、これらの基準を満たした人のうち一〇六人が、臨床検査によってセリアック病と診断されていたことがわかった。一方、それ以外の二一三人――一〇六人の倍以上――は、臨床検査でセリアック病と診断されていたわけではなかった。この人数は少ないように思えるかもしれないが、これをアメリカの人口に当てはめれば、セリアック病の人が一七六万人、セリアック病でないのにグルテンフリー食を守っている人が二七〇万人いると推定される。

二〇〇九年から二〇一四年までにセリアック病の有病率は変わらなかったが、厳格なグルテンフリー食の普及率は変わった。[25] 二〇〇九～一〇年には〇・五二パーセントだったものが、二〇一一～一二年には〇・九九パーセント、そして二〇一三～一四年には一・六九パーセントに増えた。それに、この数値は疑いなく実際より小さい。とはいえ、グルテンフリー食を取り入れている多くの人は、グルテンフリー食を完全に守っているわけではないし、あまり科学的な根拠のない理由により、ただグルテンを避けようとわざわざ努力している人もたくさんいる。

まとめ——グルテンフリー食が必要な人はほとんどいない

セリアック病の人はグルテンフリー食を実践する必要があるし、小麦アレルギーが確認された人は小麦を避けないといけない。だが、グルテンに過敏だと思っている人はどうだろうか？　おそらく、そのエネルギーやお金を別のダイエットに振り向けたほうがいいだろう。はっきり言って、グルテンに過敏だと思っている人のほとんどは過敏症でもなんでもない。

グルテン過敏症は存在しないと証明することは、私にはできない。おそらく実在するのだろう。セリアック病や小麦アレルギーの定義に当てはまらないとしても、グルテンとの相性が悪い人はいるのではないかと思う。ただし、それは非常にまれである可能性が高い。非セリアックグルテン過敏症はあると主張する人びとでさえ、さまざまな集団における有病率は〇・六三〜六パーセントだと述べている。[26] ということは、実際の数値がどうだろうと、非セリアックグルテン過敏症の人の数は、グルテンを含む商品を避けようとしている人の数（消費者の三分の一にものぼるという）よりはるかに少ない。[27]

グルテンフリー食がこれらの消費者の役に立つという根拠はほとんどないのに、食品会社はグルテンフリー商品でかなり儲けている。グルテンフリーと表示された食品の全世界での売り上げは、二〇一〇年の一一五億ドルから二〇一四年には二三〇億ドルへと急増した。[28] 昨年には、グルテンフリーのドッグフードの売り上げが二一億ドルにまで達した。もう一度言おう。グルテンフリーのドッグフードが、だ。

グルテンについても、ほかの物質と同じことが言える。もしグルテンに過敏だと思うなら、かかりつけ医に相談するのが一番だ。しかし、医師からグルテンフリー食を勧められたら、裏づけとなる根拠を尋ねてみよう。賭けてもいい。きっと根拠はないだろう。

第6章　酒——健康によいという根拠が積みあがっている

私はスコッチウイスキーに目がない。スコッチ好きではない人にそれを説明するのは大変だ。「好きではない」派の妻は、一〇年もののラフロイグ〔スコッチウイスキーの銘柄〕の香りは咳止めシロップのようだと思っている。私には、天にも昇るような香りに思えるのに。だが、人の好みはさまざまだ。

少し前のある夕方、私は自宅のサンルームでスコッチを味わっていた。窓の外の薄れゆく光とグラスに入った至福のぬくもりについて思いをめぐらせながら満足感に浸っていたところ、長男がやって来て、私はまもなく死ぬと言った。一瞬驚いたが、冷静になって理由を尋ねると、こんな答えが返ってきた。「だって、お酒を飲んでるから。学校の保健の先生に、アルコールは体に悪いって言われたよ」

アルコールの乱用が非常に危険なのは明らかだ。しかし、だからといってアルコールそのものが悪いというわけではない。それどころか、医学研究によって、アルコールは多くの健康効果に関連づけられている。もちろん、アルコールに関するニュースはよいものばかりではないし、アルコールはよいという科学的根拠が、飲酒を勧めるのに十分なほどあるわけでもない。それでも、私が早死にを心配することなく、ときどきサンルームでスコッチを楽しんでもよいことを示唆する証拠は十分にある。

子どもたちの保健の先生と私の意見が食い違ったのは、これが初めてではなかったし、これが最後でもないだろう。妻のエイミーは賢い女性で、アルコールの危険性について教師、あるいは息子ともめるより、この話題を終わらせたほうがいいと私を説得した。* だが自分のため、そして息子のために、アルコールと健康について事実関係をはっきりさせなくてはならない。さもないと、息子は大きくなったときに、アルコールのリスクや意外に多いアルコールの健康効果についてきちんと理解するのではなく、アルコールを恐れるかもしれない。

近年、アルコールの利点を示す研究が増えてきた

アルコールは賛否の分かれるテーマであり、アルコールに関する研究もさまざまある。これから、そのなかで質の良い研究を手短に、だが多少くわしく見ていく。お断りしておけば、都合の

いい根拠だけを選び出して悪い情報を隠しているのではない。

アルコール摂取の健康に対する影響を調べる研究は長年おこなわれてきたが、最も説得力があるのは過去数十年になされたものだ。たとえば、一九九〇年に発表された疫学研究では、一九五九年から追跡された二七万五〇〇〇人以上に関するデータが分析された。[1] それによると、アルコールを一日に一、二杯飲む男性では、まったく飲まない男性と比べて、冠動脈性心疾患による死亡や**全死亡**――あらゆる原因による死亡――のリスクが大幅に低かった（リスクを調べる研究では、特定の原因――この場合では心疾患――による死亡と全死亡について検討することがある。全死亡に関する研究結果のほうがより説得力がある。結局のところ、特定の原因で死ぬ可能性が何らかの治療によって少なくなるとしても、別の原因によって同じ時期に死ぬのなら、その治療はあまり役に立たなかったということになるからだ）。

この観察研究の結果を信じるのなら、適度に飲む人（男性では、一日に一、二杯飲む人）のほうが、そうでない人より長生きする可能性が高いという結論が出るだろう。一日に三杯以上（ほとんどの専門家が「大量」の飲酒と見なす量）飲む人では、動脈性心疾患による死亡リスクは低いが、全死亡のリスクは高い。

二〇〇四年に発表された観察研究でも、同じような結論が得られた。[2] その研究では約六六〇〇〇

＊教師たちに責任がないわけではない。私は本書を先生方に買ってさしあげるつもりだ。

人の男性と約八〇〇〇人の女性が五年間追跡され、一日に一杯ほど飲む人では、まったく飲まない人や一日に三杯以上飲む人に比べて、平均で死亡率が低いことが見出された。

このような結果が、さまざまな研究から一貫して得られている。[3]『アルコホリズム：クリニカル・アンド・エクスペリメンタルリサーチ（アルコール依存症：臨床・実験研究）』という陰気なタイトルの専門誌に発表された研究でも、適度な飲酒は全死亡率の低下と関連しているようだと認めている。[4]

これらもろもろの研究によれば、飲酒のおもな効果は、ほぼすべて心血管疾患の予防と関連しているように見える。[5]特に、男性は驚くほど大量――大多数の人が飲めるより多い量――のアルコールを飲んでも、心血管疾患の予防効果が得られるようだ。[6]

だが、がんに関して言えば、状況はそれほど明るくない。たとえば、二〇〇七年に発表された研究では「女性の健康研究」という研究に参加した被験者が分析され、アルコールの摂取量が多いことと乳がんのリスク上昇に関連があることが見出された。[7]より広範な調査を挙げると、アルコールと乳がんの関連を調べた二〇一四年のシステマティックレビューでは、全体的な見解として、一日あたりの飲酒量が一杯増えるごとに乳がんの相対リスク（絶対リスクではない）が二パーセント増えるとしている。[8]ただし、乳がんの相対リスクの増加は統計学的に有意とはいえわずかなので、女性の乳がんの全体的な絶対リスクに対するアルコールの寄与はごく小さいことがうかがえる。

アルコールとほかのがんとの関連についても同様の根拠が見出されている。アルコール摂取と大腸がんの発生率を追跡した研究のメタ分析では、飲酒量の多い人では大腸がんの発生率が高いことがわかった（だが、飲酒量が適度か少ない人では高くなかった）[9]。また別の研究からは、膀胱がん[10]や卵巣がん[11]と、アルコール摂取には関連がないことが見出されている。すべてのがんを対象とした研究では、少量の飲酒にはがんを予防する効果があり、適度な飲酒には予防効果はなく、大量の飲酒にはがんのリスクを高めることがわかった[12]。

要約すると、適度な飲酒はがんのリスクをあまり高めず、心血管の健康を守ってくれるようだ。適度な飲酒はほかの健康効果とも関連づけられている。イギリスで約六〇〇〇人が追跡されたコホート研究では、少なくとも週に一回アルコールを飲む人では、まったく飲まない人に比べて、中年期の認知機能がかなりよいことが見出された[13]。認知機能の保護効果は、一週間あたりの飲酒量が三〇杯までの人びとで認められた*――平均で一日に四杯以上飲めることになる。

アルコールは認知機能と心血管の健康によいだけではない。二〇〇四年のシステマティックレビューからは、アルコールを適度に飲む人では、飲まない人に比べて糖尿病の発生率が低い（最大で五六パーセント低い）ことが見出された[14]。ただし、大量に飲む人では糖尿病の発生率が高かったことに注意しなければならない。

＊一日に四杯というのは大変な量で、知人の医師たちが指示する適正量よりもおしなべて多い。

こうしたことはすべて、スコッチ好きにとっては歓迎すべき話だが、賢明な読者はさらに根拠を求めるべきだ。要するに、ランダム化比較試験についてはどうなのか、と。

疫学的な根拠によって何かと何かに関連があるとわかっても、それらの因果関係は証明できない。因果関係を明らかにすることができるのはランダム化比較試験だけだ。

二〇一五年、そのような試験の結果が、アメリカ内科学会が発行する影響力の大きい『アナルズ・オブ・インターナル・メディシン』誌に発表された。[15] 試験では、血糖値が良好に管理されている2型糖尿病患者が、二年間にわたり夕食時に一五〇cc（コップ半分強）の水を飲む群、白ワインを飲む群、赤ワインを飲む群にランダムに分けられた（飲み物は患者に無料で提供された。私に言わせれば、ほとんどの臨床試験で被験者が受け取る報酬よりよい）。被験者はみな地中海食を食べた。つまり、野菜やオリーブ油、タンパク質（特に魚）をたくさん摂取したが、カロリーは制限されなかった。

二年後の評価では、ワインを飲んだ被験者のほうが、水を飲んだ被験者より健康に見えた。ワインを飲んだ被験者、なかでも注目すべきことに赤ワインを飲んだ被験者では、心血管代謝のリスク因子――心疾患や糖尿病、脳卒中のリスク因子――の軽減が認められた。さらに、ワインを飲んだ被験者の誰にも、アルコール摂取による重大な悪影響は見られなかった。

同じ研究のなかでおこなわれた別の分析結果では、血圧に関するものが最も興味深い。[16] 二四時間血圧の平均値は両群で差がなかったが、赤ワインを飲んだ群では水を飲んだ群に比べて、一日のなかで血圧が改善した時間帯が複数あった。この効果は、赤ワインを飲んだ被験者のなかでも特定の遺伝子型を持つ人びと、つまり特定の遺伝子構造を持ちアルコールの代謝がふつうより速い人びとで顕著にみられた。そしてまたしても、アルコールによる重大な悪影響は見られなかった。注意すべきことに、これは、いくつかの疫学研究を対象とした、あるシステマティックレビューの知見と矛盾している。そのレビューによれば、アルコールの摂取は、血圧のわずかながら有意な上昇に関連する可能性があるという[17]。だが、これまで何度も説明したように、ほとんどの場合は観察研究よりランダム化比較試験を信頼すべきだ。

先ほどのランダム化比較試験の結果と食い違ったり、少なくともその意義を弱めたりする研究もある。こうしたことは、食の健康に関する最先端の研究ではよく起きる。たとえば、赤ワインの摂取について調べた短期間の試験では、アテローム性動脈硬化の患者の血圧や動脈へのプラークの蓄積（97〜98頁参照）に対して、赤ワインはよい効果も悪い影響ももたらさなかった[18]。コレステロール値では改善が見られたが、多くの患者はすでに血中のコレステロール値を下げるスタチン系の薬を服用していた[19]。また、ワインやビール、蒸留酒に関する六三件の比較試験を調べた二〇一一年のメタ分析では、アルコール飲料の種類によらず、ＨＤＬコレステロール（「善玉」コレステロール）値が上がることがわかった[20]。この研究では用量反応性も見られ、アルコールの摂取量が多いほど効果が大きいようだった。

まとめると、これらの研究結果からいくつかの結論が示される。一つ目として、研究の大多数から、適度なアルコールの摂取は、心血管疾患の発生率や糖尿病の発生率、死亡率の低下と関連していることが示唆される。二つ目は、アルコールの摂取は一部のがん（特に乳がん）や肝硬変、慢性膵炎、事故の発生率の増加に関連するようだが、アルコールによるこうした悪影響は、心血管の健康に及ぼすよい効果より小さいようだということだ。それどころか、心血管疾患の予防効果は、ほかのすべての病気に対する悪影響を補って余りあるように見える。[21] アメリカ農務省科学諮問委員会による最新の報告書では、「ほとんどの健康的な食事パターンにおける摂取カロリー限度内で、適度な飲酒をすることが可能」と認めている。[22]

アルコールと健康については、研究すべきことがまだまだある。というのは、本書で紹介した研究で対象となっているのは、いろいろな種類のアルコールだからだ。アルコールの種類が何だろうと適度な摂取なら健康によい効果があるとはっきり言うためには、アルコールの種類別の研究がもっと必要だ。多くの研究ではワインに焦点が当てられてきたが、ビールや強い酒のみの影響を調べた研究は少ない。慢性病を抱えている多くの人は、アルコールが健康な人だけでなく自分にとっても安全なのか、あるいは有益な可能性があるのかということも知りたいと思っている。残念ながら、これまでのほとんどの研究はそこまで具体的ではない。

飲酒を悪いとする研究には穴が見つかる

アルコールに関する研究から一つはっきりしているのは、ときどきアルコールを楽しんでも健康への悪影響を心配しなくてもいいということだ。むしろ、おそらくアルコールは健康によい。もちろん、あなたがカクテルパーティで友人に、アルコールは健康に悪くない、それどころか実際には健康によい可能性があると話しても、必ず会場にいる誰かが反論するだろう。その人が情報に通じているなら、二〇一六年のある研究を引き合いに出しさえするかもしれない。その研究をきっかけに、「少量のアルコールも結局は健康によくない可能性がある」と声高に訴えるニュースが相次いだ。[23] 多くの報道が、まさにこの文言をそのまま引用して、研究結果を説明していた。

この研究はおおいに注目されたが、じつは新しい試験でも実験でもなかった。それは『ジャーナル・オブ・スタディーズ・オン・アルコール・アンド・ドラッグズ』誌に発表された最新版のシステマティックレビューおよびメタ分析で、論文の著者たちいわく、欠陥がある多くの研究を除外した。[24] 彼らの主張によれば、最大の問題は、先行研究の多くで、かつては飲んでいたがもう飲んでいない人びとが、飲まない人びととひとくくりにされていたことだった。さらに彼らは、これらの人びとの多くは、病気になってアルコールをやめるように指示されたから禁酒した可能性も十分にあると断言した。すなわち、これらの研究では、病気になってアルコールをやめた人が酒を飲まない人と見なされており、適度に飲む人が、まったく飲まない人より健康に見えるように結果がゆがめられたということだった。これらの表面的には偏った結果を除外したので、今回の研究では、アルコールと健康のつながりについて過去の研究より正しく説明していると、論文の著者たちは主張した。

この研究ではまた、全死亡をまとめて扱った研究のみを検討した。この基準を満たした八七件の研究のなかで、生涯にわたって酒を飲んでいない人（酒をやめた人ではない）のみを対照群としていたのは、わずか一三件だけだった。それら一三件の研究では、生涯を通して飲んでいない人と毎日飲む人とのあいだに、死亡リスクの統計学的な有意差はなかった。一方、一日にアルコールを六五グラム（約四・五杯）以上飲んでいた人では、死亡リスクが高かった。

研究者たちは次に「質の低い研究」を除外し、わずか七件の研究を対象に検討をおこなったが、結果は変わらなかった。そこで、アルコールの健康効果を強く主張する結果が出ていた、もう一件の研究を除外した。残った六件の研究から、一日に二〜三杯飲む人びとでは、死亡リスクがわずかに高いことが示唆された。だが、一日に一〜二杯飲む人びとや、三〜四・五杯飲む人びとでは、死亡リスクは高くなかった。観察研究に関して言えば、それはあまり説得力のない結果だ。それなのに、なぜかその結論が大ニュースになった。

そのシステマティックレビューをじっくり調べると、著者らは自分たちの懸念がすでに考慮されているように見える多くの研究を除外していたことが明らかになる。たとえば、本章ですでに取り上げた、五五〜六五歳の被験者の全死亡率を調査した研究がそうだ。[25] この研究では、過去の飲酒状況やほかの交絡因子を補正すると、適度に飲酒する被験者では、酒を飲まない被験者や大量に飲む被験者より死亡リスクが低いことがわかった。その研究論文では、「以前に飲酒していた人」の問題について調査した五件の先行研究も引用されていた。それでも、少量から適量の酒を飲む人では、全死亡に対する予防効果が認められたのだ。私には、なぜこれらの研究が『ジャーナル・オブ・スタディーズ・オン・アルコール・アンド・ドラッグズ』誌に発表された最新のシステマティックレビューおよびメタ分析に組み入れられなかったのか、よくわからない。

それは、著者たちが悪いわけではない。研究者はつねに、メタ分析にどの研究を含めるか、どの研究を含めないのかを判断する必要がある。だが、著者たちは判断の根拠を明確に説明していなかった。* だから私は、彼らが都合のいい研究結果だけを選び出したのではないかと気になるのだ。

さらに重要なのは、そのシステマティックレビューおよびメタ分析には、ほかの点でも限界があると認識することだ。そのレビューでは、全死亡だけが検討された結果、アルコール摂取による健康効果は見出されなかった。ただし、本章で紹介したランダム化比較試験などの研究からわかるように、アルコールに全死亡の減少効果がないからといって、心血管事象（心臓発作など）やプロセス指標（血圧やコレステロール値）の観点で健康効果がないというわけではない。たと

*念のために言えば、著者の一人と電子メールをやり取りしたところ、彼が判断の根拠を十分に説明したと思っていることがわかった。私たちのあいだに見解の違いがあることを認めなくてはならない。

えば、二〇一一年のメタ分析では、さまざまな心血管系の原因による死亡率が調べられた。[26] このメタ分析では、過去に飲酒していた人びとを適切に分けたサブ解析もおこなった結果、この補正のあるなしにかかわらず、飲酒する人びとのほうが、さまざまな心血管疾患の発生率や心血管疾患による死亡率が低いことが見出された。同様に、ほかの研究でも、アルコールの摂取がより高い認知能力、[27] 低い糖尿病の発生率、[28] 血中脂質の改善[29]と関連があることが見出されている（アルコール摂取とがんの関係については、研究結果に一貫性があまりない）。

さきほどの最新のシステマティックレビューおよびメタ分析に含まれていない、個々のランダム化比較試験の結果によって、二〇一一年のメタ分析の知見を裏づけ、拡張させることができる。すなわち、適度な飲酒は糖尿病の予防、[30] 血圧やコレステロール値の改善[31]に役立つことが示唆されるのだ。本章の冒頭のほうで挙げた六三件の比較試験のメタ分析でも、アルコールがＨＤＬコレステロールを増やすというよい効果が示されている。[32] アルコールに健康効果はないと主張する人は、これらの研究結果を無視してはならない。

要するに、二〇一六年のシステマティックレビューおよびメタ分析から言えるのは、アルコール摂取量が一日に二杯以下の人ではアルコールを飲まない人より死亡リスクが高いという根拠、あるいは低いという根拠はなかった、という程度のものだ。だが悪く言えば、この研究論文の著者らはアルコールの健康効果が示された研究を除外している。どんな見方をしようとも、これはアルコールを適度に摂取する人にとってよいニュースだ。

アルコール乱用はダメ、ゼッタイ

これまでの話から、アルコールは問題になりえないと言うつもりや、アルコールの健康効果を話題にする際に、アルコール乱用を無視すべきだと言うつもりは毛頭ない。飲みすぎは体に悪いので、ダメだ。それに尽きる。

アルコール乱用や依存症の定義の仕方にはいろいろあるが、いちばん簡単に定義すると、「飲酒によって、人間関係が損なわれたり、心身に支障をきたしたり、生活の質が落ちたりすること」である。適度な飲酒――平均で女性は一日に一杯まで、男性は二杯までと定義されることが多い――でアルコール依存症と診断されることはまずないが、それより酒量が多いと、多くの医療専門家の頭のなかで警報が鳴る。許容される酒量が男女で違うのは、おもに（平均の）体の大きさ、相対的な脂肪量の違いによるもので、おそらく遺伝的な要素も加味されている[33]。

研究の世界では、健康によい飲酒と危険な飲酒の境界線は細いとはいえ鮮明なことが多い。アメリカの例を見てみよう。

アルコール摂取量や、それを左右する文化的な決まりごとは、国によって違う。デューク大学公共政策・経済学教授のフィリップ・J・クックは、「アルコールおよび関連疾患に関する全国的疫学調査」のデータを用いて、アメリカにおけるアルコール摂取量を調べた[34]。クックの著書

『ツケの代償（*Paying the Tab*）』によると、アメリカ人の飲酒量は、全体として見れば、一般に思われているよりもはるかに少ないが、飲みすぎる人の飲酒量がとてつもなく多い。

あなたがアメリカに住んでいてアルコールを三カ月につき二杯飲んでいたら、この国では上位半分の飲酒者に該当すると思われる。アメリカ人の三〇パーセントはいっさいアルコールを飲まない。一滴たりとも。次の一〇パーセント（四デシル）〔デシル分析はデータを一〇段階に分ける分析法。この場合、アメリカ人を一〇等分し、アルコール摂取量の少ないほうから順に一デシルから一〇デシルに区分〕は平均で一年に一杯くらいしか飲まない。次の一〇パーセント（五デシル。飲酒量のランキングで下位の四〇パーセントと五〇パーセントのあいだに入る人）は、一年に七杯くらい飲む。このアルコール量――一カ月に一杯未満――は無視できるほどであり、アメリカ人の半数はそれ以下しか飲まないのだ。

だから、たとえ飲酒量のランキングで上位半分に入っている人でも、ほとんど飲んでいないと言っていい。次の一〇パーセント（六デシル）は、平均で週に一杯弱飲む人たちだ。そして次の一〇パーセント（七デシル）の人びとは、週に二杯飲む。次の八デシルにとどまるためには、一日に一杯弱しか飲んではならない。

だが、ここから興味深くなる。

九デシルの人は、平均で週に一五杯飲む。つまり、一日に二杯を少し超える程度だ。これらの人びとのほとんどは、専門家が「付き合い程度に酒を飲む人」と呼ぶ部類に入る。その飲酒量は、アメリカ国立アルコール乱用・依存症研究所の定める「アルコール使用障害のリスクが低い飲酒量」に相当し、男女で異なる。女性では週に七杯以下かつ一日三杯以下で、男性では週に一四杯以下かつ一日四杯以下である。

アルコールと健康に関する質の高い研究では、一日に一、二杯の飲酒は健康に問題ないし、健康によい効果さえありそうだという点で見解が一致する場合が多いことを忘れないでほしい。これは、付き合い程度に酒を飲む人の飲酒量は、八割のアメリカ人の飲酒量より多くても問題ないかもしれないということだ。言い換えれば、一日に一、二杯というのは、八割のアメリカ人が飲んでいる量よりはるかに多いが、それでも問題のない範囲にある。

問題が起こるのは、最後の一〇デシルだ。九デシルの人びとが週に一五杯飲むのに対して、最後の一〇デシルの人びとは平均で週に七四杯飲む。七四杯も！　一〇デシルの下位半分に入るためには、平均で一日にワインを二本飲まなくてはならない。本章で取り上げた健康研究に注意を向けてもらわなくとも、これほど大量の飲酒がいかに有害かは感覚でわかるだろう。週に七四杯というのは、スコッチウイスキーならボトル四本半以上。ビールなら三ケース。一日に平均でビール一〇本だ。

これはすさまじい量だと思えるかもしれないし、実際そのとおりだ。とはいえ、この飲酒レベルに該当する人びとは二四〇〇万人いる。アメリカ人の一〇パーセントにあたる彼らが、アメリカで毎年消費されるアルコールの半分以上を飲んでいる。彼らは健康ではないどころか、およそその対極にいる人たちだ。彼らが抱える健康問題は、肝硬変から糖尿病、がんまでさまざま。おまけに、そんな量のアルコールを買うだけでも相当な出費だ。もし、これら一〇パーセントの人びとが九デシルの人びとの程度にまで飲酒量を減らせれば、アメリカにおけるアルコールの総売り上げは六〇パーセント落ちるくらいだ。

九デシルの特徴が付き合い程度に飲む酒ならば、一〇デシルの特徴はビンジ飲酒（短時間で大量に飲酒すること）であり、それは命取りになる飲み方。それに、一〇デシルに入っていない人、つまり九デシルかその下の人でも、短時間に大量のアルコールを飲めばビンジ飲酒者になりうる。九デシルの人が平均で週に一五杯、つまり一日に二杯を少し超えるくらい飲んでいることを思い出そう。それはあくまで平均だ。たとえば、土曜日の夜に一五杯全部を飲んで、それ以外の日にはまったく飲まなかったとしても、九デシルに入り、ビンジ飲酒者の資格ありだ。

女性では一回に四杯以上、男性では五杯以上として定義されるビンジ飲酒は、珍しいわけではない。アメリカ人全体の一七パーセント以上、一八～二四歳の二八パーセント以上がビンジ飲酒者だ。アメリカでは、ビンジ飲酒は世帯収入が七万五〇〇〇ドル以上の層に最も多く見られる。すなわち、アメリカでは少なくとも、ビンジ飲酒は（多くの人が想像するような）貧しい市民の問題ではなく、確実に中流階級の問題なのだ。

アルコール乱用は、個人にとっても社会にとっても大きな問題だ。二〇一〇年のデータに基づいてアメリカ疾病管理予防センター（ＣＤＣ）が二〇一二年に発表した報告書によれば、二〇一〇年にアメリカで発生したアルコールによる八万件以上の死亡例のうち、半数以上がビンジ飲酒によるものだった。[35] CDCの推計によると、アメリカにおけるアルコールの過剰摂取に関連する経済的コストは約二二五〇億ドルにのぼる。アルコール乱用は、健康や収入、年齢と関係があるだけでなく、犯罪とも結びついている。アメリカ国立アルコール薬物依存症協議会の報告によれば、アメリカで起こる犯罪のなかでアルコール摂取が絡んでいるものが、レイプの三七パーセントや加重暴行の二七パーセントを含め、あらゆる凶悪犯罪の四〇パーセントとされる。犯罪とアルコールは、若者では特に有害な組み合わせだ。小児科の学術誌『ペディアトリクス』に最近発表された研究では、警察沙汰を起こす若者の死亡と関連する要因が調べられた。[36] そして、非行を起こす男性の約一九パーセント、女性の一一パーセントでアルコールの乱用が認められた。さらに、拘留から五年が過ぎてもアルコール問題を抱える青少年では、そうでない青少年に比べて、殺人などの外部要因による死亡リスクが四・七倍あった。

言うまでもないが、誰が見ても「非行者」ではない若者でも、飲みすぎると、健康面にせよほかの面にせよ悪影響が及ぶ可能性がある。一九九五年だけでも、アメリカの大学構内でアルコール関連の暴力事件が四六万件以上起きたと報告されている。二〇一四年におこなわれた前向き研究では、大学生が、アルコールを飲んだ日のほうが心理的・肉体的なデートDVを起こす可能性が高いことが見出された。[37] 大学と飲酒に関する二〇一六年の報告書によれば、毎年一八〇〇人以上の大学生がアルコール関連の事故で死亡する。[38] アルコールの影響下で約六〇万人が怪我をし、約七〇万人が暴行され、約一〇万人が性的暴行を受ける。[39] 約四〇万人が避妊せずにセックスし、一〇万人は泥酔状態で、同意のうえなのかわからない。

さらに、若者では飲酒の制御がきかなくなりやすい。大学でアルコールを飲む学生の約一五パーセントが、アルコールに依存するようになる。そのような人はアルコールに強く、飲まないと離脱症状が起こる可能性もある。その状態から依存症までは、ほんの一歩にすぎない。[40]

本書を執筆している時点で、アルコールは世界で最も危険な薬物と言えるだろう。イギリスの医学誌『ランセット』に発表された、よく引用される研究でも、それがよく反映されていた。同誌は、薬物を摂取する本人や周囲の人にとっての有害さを評価する独自の「有害スコア」によって、各種の薬物をランクづけした。[41] アルコールが断トツでワースト一位だった。

仮に麻薬のヘロインやクラック・コカイン、覚醒剤のメタンフェタミンが合法で、アルコールより広く使われたら、アルコールより害が大きいだろうという主張はできる。だとしても、アルコールは非常に入手しやすくて乱用に陥りやすいし、アルコール乱用はきわめて危険だという事実に変わりはない。若すぎて責任ある飲酒ができないか、アルコールに溺れているのなら、きっぱりと断つべきだ。飲みすぎによる悪影響の前では、適量ないし少量の飲酒によるささやかな健康効果などかすんでしまう。

妊婦はアルコールを控えるべきか?

若者やアルコール依存症以外にアルコールとの関連で触れておきたいのが、妊婦とアルコールの話題だ。妊婦はアルコールをまったく飲まないように勧められることが多い。これは、おもに胎児性アルコールスペクトラム障害（ＦＡＳＤ）のリスクがあるためだ。ＦＡＳＤとは、お腹のなかで赤ちゃんが成長しているときに妊婦がアルコールを摂取することで生じる一連の身体障害や認知障害である。私の知る女性の大多数はこの助言に従って、妊娠中にアルコールを一滴も飲まず、ワインもビールもいっさい控える。

本書では、妊娠中に飲酒すべきだとか控えるべきだとかいう議論はしない。ただ、妊娠中の諸問題を飲酒と結びつける研究のほとんどでは、ビンジ飲酒に目が向けられているという点を指摘しておく。[42] 少量または適度な飲酒とＦＡＳＤとの関連を裏づける根拠は、比較的少ない。ヨーロッパの女性は妊娠中でも完全には禁酒しない。いくつかの研究から、ヨーロッパではアメリカと比べて二倍（あるいはそれより多く）の妊婦がアルコールを飲むが、それと比例してＦＡＳＤが多いわけではないということが示されている。[43]

アルコールの摂取と子どもの発達障害を結びつける研究には事欠かないが、ほとんどの場合、アルコール摂取と発達障害の関連は、たとえあったとしても弱いことを示す研究も同じくらい見つかる。たとえば、妊娠中の飲酒に関する社会的ルールがアメリカより緩いデンマークでおこなわれた大規模なコホート研究では、妊娠中のビンジ飲酒と、妊娠中にビンジ飲酒した女性から生まれた子どもの脳の実行機能障害を結びつける根拠は「弱い」、そして「一貫性がない」ことが見出された。[44] その研究では、少量もしくは適度な量の飲酒と子どもの身体的問題や精神的問題には、まったく関連がないことが見出された。

一方、その対極にある、頻繁に引用される研究によれば、妊娠中の適度なアルコール摂取と子どもの障害には確かに関連がある。[45] その研究では、妊娠中の飲酒に関して、五〇〇組以上の両親と子どもが調べられた。女性の約四分の一はアルコールをまったく口にしておらず、六四パーセントは少し、そして一三パーセントが適度に、ないし大量に飲んでいた。そして、量にかかわらずアルコールを飲んでいた女性から生まれた子どもでは、まったく飲まなかった女性から生まれた子どもより、行動の問題や非行が多いことがわかった。

だがその研究では、妊娠中に飲酒していた女性（ないしその子ども）において「血液中の鉛濃度が高く、出産年齢が高く、教育レベルが低く、出産前にコカインやタバコを使用し、親権の変更が多く、社会経済的地位が低く、妊娠中に父親となる男性の飲酒や薬物使用が多い」可能性があることも見出された。これらの要因のいずれによっても、アルコールの影響を考慮しようがしまいが、子どもの発達異常を説明できる可能性がある。

この相容れない研究結果に戸惑ったとしたら、それはあなただけではない。妊娠中の飲酒の危険性についていちばん理解しているはずの医師たちのあいだでも、意見が割れている。二〇一〇年に発表された研究では、産科医を対象として、患者のアルコール摂取に関する知識や意見、診療の実態が調べられた。[46]それによれば、アルコールと胎児の発育の関係が明らかだと思っている医師はわずか四七パーセントにとどまり、明らかだと思っていない医師が四六パーセントいるという。私はそれを知って驚いた。

この問題について医師たちと話すと、往々にして彼らの建前と本心がずいぶん違うことがわかる。表向きには（特に患者と話すときには）、まったく飲まないのが妊婦にとって安全だと医師たちは言うだろう。だが内々には、ときどき酒を飲むことで胎児に悪影響が及ぶことを裏づける根拠はほとんどないと、ほぼ必ず認める。

医師たちは、一般市民にそのようなニュアンスがきちんと伝わるとは思っていない。だから用心するに越したことはない、と考えているのだ。だが、あなたにはより高い基準を守っていただきたい。

人生には、絶対などというものはないが、妊娠中に少量の酒を飲むことによってお腹の赤ちゃんに悪影響が及ぶという主張には、確かな根拠はほとんど存在しない。特に、妊娠初期の一二週間（妊娠第一期）を過ぎてからについてはそうだ。ブラウン大学の経済学者で出産経験のあるエミリー・オスターは、著書『お医者さんは教えてくれない妊娠・出産の常識ウソ・ホント』（土方奈美訳、東洋経済新報社）で科学的根拠を再検討し、妊娠第一期における週に一、二回の飲酒、第二期と第三期における一日に一杯までの飲酒は問題ないと結論づけた。[47]オスターは自らの研究に基づいて、強い酒を生《き》のまま飲むことや（飲みすぎや血中アルコール濃度の急上昇につながりやすい）、一度に大量に飲むことは禁物だと妊婦に助言する。それは賢明なことでもある。最終的には、妊婦はアルコールについて自分の意志で決める必要がある。だが私は、妊婦が禁酒していようとも、ときどきワインを一杯飲もうとも、とやかく言うつもりはない。

まとめ――量が重要

酒を飲んではならない人もいる。アルコールと相性が悪い薬を服用している人や、アルコールの摂取量を健康的なレベルに抑えることができない人は、完全に禁酒する必要がある。少なくとも私は、アルコールは健康にいいから飲んだほうがいいと勧めたりはしない。アルコールに関する研究でいかに肯定的な結果が出ようとも、飲酒を勧める結論が導かれることはまずない。私の知る医師たちも、アルコールを積極的には勧めない。

だが、あなたが健康で、責任を持って飲んでいるのなら、健康に悪いことをしているのではないと自信を持っていい。むしろ少量または適度な量であれば、アルコールの摂取によって、健康に対するよい効果が多少ともあるかもしれない。

アルコールは強力な物質で、乱用に大変つながりやすいものでもある。そこで私は、これから本書のほかの部分とは違うことをするつもりだ。具体的に言えば、アメリカ農務省による最新の栄養ガイドラインから、一つの段落をまるごと引用する。というのは、アルコールに関して言えば、それは肝に銘じる価値のあるものだからだ。

アルコールを摂取するときは、適量——一日に女性は一杯、男性は二杯まで——にすべきであり、法的に飲酒が認められている年齢に達した大人だけが飲むべきだ。[48] 飲酒する場合、ほとんどの健康的な食事パターンにおける摂取カロリー限度内で、適度な飲酒をすることが可能である。本栄養ガイドラインでは、飲酒しない人に、いかなる理由からも飲み始めることを推奨しないが、摂取するすべての食品と飲料を、健康的な食事パターンの範囲に収めることを勧めている。

おわかりのように、これがアルコールに対する農務省の見解だ。ということで、スコッチをときどき楽しむくらいなら、誰が——自分の子どもでも、子どもの保健の先生でも——何と言おうと、罪悪感を覚える必要はない。もしかしたら、意外にも多くの点で健康によい可能性だってあるのだから。

第7章 コーヒー――メーカーのマーケティングで着せられた汚名

私は出勤前に朝食を取るのが好きではない。朝食の品が嫌いだからではなく、単に朝はお腹がすいていないからだ。ただし、いつも食べ物は控えるとしても、朝のコーヒーは欠かせない。

コーヒーが大好物だ。味わいがたまらない。コーヒーを淹《い》れるときの儀式めいた行為もおおいに気に入っている。何年間かは、自宅でコーヒー豆を煎《い》るほどにまでのめりこんでいた。豆の焙《ばい》煎《せん》は、熱風加熱をするポップコーンメーカーに似た装置でおこなう。コーヒー豆を煎るのは意外にも難しくないが、匂いはきついし、煙もたくさん出る。幼い子どもたちが寝ているときに煙感知器を鳴らしてしまうというのを二回やらかしたときに、妻から装置の使用を禁じられたので、自宅でコーヒー豆を煎る楽しみはあえなく終わりとなった。

間違いなく、現代ほどコーヒーを飲むのにいい時代はない。種類が豊富で、よりどりみどりだ。

かつては、質の高いコーヒーを家庭ではなかなか淹れられなかったが、「キューリグ」などのカプセル式コーヒーメーカーで飲めるコーヒーは、「インスタント」と言えるほど手軽に作れるのに味は本格的だ。私はコーヒーの本場でもないインディアナ州に住んでいるが、私の研究室からどの方角に行っても、数ブロック以内においしいコーヒーを買える店がいくつもある。

コーヒーがおいしくて広く普及していることからすれば驚きだが、コーヒーは健康に悪いと思っている人が少なからずいる。それは一つには、カフェインが含まれているからだ。カフェインは精神を刺激する薬物なので、乱用の可能性があると捉えられてしまうのかもしれない。多くの人がカフェインには習慣性があると見なしており、カフェインにやみつきになっている人の噂話が話題に上ることもある。だが、コーヒーに関する懸念はそれにとどまらない。コーヒーは昔から、ひどく健康に悪いものと考えられてきた。(1) 健康に関連する理由からコーヒーが禁止された例は一六世紀にまでさかのぼれるし、現代の関係当局もこの傾向を踏襲している。たとえば一九九一年、世界保健機関（ＷＨＯ）はコーヒーを、がんを起こす可能性のある食品に分類した。がん以外にもコーヒーに対する不安はたくさんある。コーヒーは脱水症を引き起こしたり子どもの成長に悪影響を及ぼしたりするほか、飲みすぎると心臓にも悪い場合があるなどと、本気で信じている人がいるのだ。

コーヒーに対するこうした不安は、まったく根拠がないばかりか、それらのせいで、コーヒーのあらゆるよい特性――おいしさ以外の特性――が見逃されている。悪い評判によって、コーヒーはほとんどすべての点で誤解されている。むしろ、コーヒーには驚くほど多くの健康効果がある可能性があり、リスクはたとえあったとしても、ないに等しいのだ。

コーヒーは子どもが飲んでも大丈夫

あなたは湯気の立った熱々の「ポスタム」を飲んだことがあるだろうか？　ポスタムはカフェインが入っていない焙煎穀物飲料で、その昔、シリアル業界の有力者Ｃ・Ｗ・ポストが「健康によい」代用コーヒーとして売りこんだ商品だ。一九一二年、ポストはポスタムの「インスタント」を作り出し、「それには原因があります」という一風変わった恐ろしげなスローガンで大々的に売り出した。そのスローガンは、コーヒーを飲んで心身の健康を損なった人びとを描写する広告に掲げられた。私が気に入っている広告の一つは、一九三三年に発行された『アメリカン・マガジン』誌に載った全面広告で、教室に一人でいる少年のそばに教師が立って見下ろしている。広告は、こんな文言で始まる。「コーヒーのせいで……この少年には公平なチャンスが与えられなかった」。文言は続く。

この子は「劣等生」と周囲から呼ばれ……「怠け者」だとも言われている。だが、科学が少年のためにこう反論する。「みなさんは間違っている！」。責任は真の原因に負わせなくてはならない……悪いのはコーヒーだ。そう、コーヒーなのだ！
何千何万人もの親が子どもにコーヒーを与えており、コーヒーが子どもの心身に害を及ぼしている。

広告の文言はさらに一一段落続き、コーヒーやカフェインの悪い面がとうとうと語られる。そのなかで、「世界的に有名な研究所」による大規模な研究の結果が引用されている。それによれば、コーヒーを飲んでいた子どもでよい成績を取ったのは一六パーセント未満だったのに対し、飲んでいなかった子どもでよい成績を取ったのは四五パーセントだった。もう一つの研究からは、栄養失調状態の子どもの八五パーセントが、コーヒーを毎日飲んでいることが示されたという。私はこれらの研究論文を読んでみたかったが、見つけられなかった。十中八九、そんな研究は存在しない。

コーヒーは、健康に悪いという思いこみから、何百年も前から世界のさまざまな文化で悪者扱いされてきた。ポストの販売キャンペーンは、こうした恐怖を利用した一例にすぎなかった。だが、それは間違いなくポストに大金をもたらし、さらにはアメリカでのコーヒーの評判を貶《おとし》める大きな要因にもなった。

私が子どもだった一九七〇年代、両親はポストとは異なり、コーヒーが子どもの精神面に害があるとは思っていなかったが、子どもの成長を妨げるのではないかと本気で心配した。心配にはいくつか理由があった。動物実験や研究室での実験から、高濃度のカフェインと、排泄されるカルシウムの増加（尿中のカルシウム濃度の上昇）に関連があることが示されたので、骨の発達に必要なカルシウムが子どもの体から奪われるのではないかと考えられていたのだ。さらに、コーヒーを飲む子どもは、牛乳を飲む量が少なくなるので、あまり背が伸びないと思われていた——そうでしたよね？

私が年を重ねるにつれて、新しい研究のおかげで、これらの懸念は誇張されたものであることが明らかになってきた。たとえば、既存の科学的根拠を検討した一九九三年の研究では、カフェインの摂取により短期的にカルシウムの排泄が増加するのは確かだが、体はその排泄を抑えることによってカルシウムの喪失をすみやかに（その日のうちに！）補うので、全体的なカルシウムの濃度は一定に保たれることが見出された。[2] 二〇〇二年におこなわれた研究はそれらの知見を広げるもので、コーヒーを飲むと「牛乳の摂取量が減る」とされていることの影響が検討された。[3] そして、コーヒーの摂取量が多くてカルシウムを含む飲料の摂取量が少ないことはよくないとしても、その悪影響は大さじ一、二杯という少量の牛乳によって相殺されることが突き止められた。さらに、コーヒーの摂取とカルシウムの減少との関連を確認したほぼすべての研究が、カルシウムの摂取量が最適量に満たない人びとを対象におこなわれたこともわかった。

コーヒーを飲むと背が伸びないと言われている人がほとんど健康な青年であることを考えると、これらの知見によって、コーヒーに関する警告はかなり無意味なものに見えてくる。それに、科学的根拠はまだまだある。一九九八年の研究は、カフェインの摂取量によって三つの群に分けられた八一人の一三〜一九歳の少女を六年間、追跡調査した。[4] その研究では、骨量の増加や骨の健康について、三つの群に大きな差は見られなかった。それより二年前におこなわれた研究では、被験者の二〇代における脊椎の骨塩量や骨密度が、それ以前の食事によって違うかどうかが調べられた。[5] その結果、カルシウムやタンパク質の摂取量が少なかった被験者では、骨塩量や骨密度がわずかに低かったが、カフェインの摂取量による違いはまったくないことがわかった。

言い換えれば、コーヒーが成長を妨げることを裏づける根拠は何一つないということだ。それなのに、私が大人になってこの情報を突きつけても、両親はコーヒーに対する攻撃の手をほとんど緩めなかった。すでに、こんな別の主張を用意していたのだ。「コーヒーを飲むと脱水症になる！」

脱水症にならない

カフェインには強い利尿作用がある、だから頻尿になって体の水分が減ると、広く信じられている。水分の排出量が摂取量を上回れば脱水症が起こる可能性があるので、コーヒーを飲めば脱水症になるという考えにつながるのはもっともだ。

この理屈を支持する研究がいくつかある。二〇一四年、アメリカと中国の研究者が、健康な成人を対象としてコーヒーの摂取量と尿量を調べた研究のメタ分析を発表した。一六件の臨床試験の結果を合わせると、カフェインを三〇〇ミリグラム摂取した人びとでは尿量が一〇九ミリリットル増えたことがわかった。[6] コーヒーを飲んでから数時間後までしか観察されていない研究もあったが、約半数の研究では一二時間後まで追跡されていた。

というわけで、この研究の結果を用いれば、コーヒーを飲むと尿量が増えるので、ほかの飲料の摂取量を増やさない限り、しまいには脱水症が起こると主張することはできる。だが、人体の働きを考慮すると、この主張はとても成り立たない。

第一に、一〇〇ミリリットル程度の尿は、実際にはたいして多くない。健康な人が水分を十分に摂取すれば、一日に最高で二リットルの尿がつくられる。一〇〇ミリリットルの二〇倍だ。それに、ほとんどの研究で定められているコーヒー「一杯」の量に基づけば、* カフェイン三〇〇ミリグラムは三杯ぶんに相当する。そこまでの量を飲んでいなければ、脱水作用はさらに弱いだろう。

第二に、体は脱水症が起こらないようにうまくできている。カフェインによって一時的に尿量は増えるかもしれないが、体はその変化を察知し、釣り合いを取るために調整する。コーヒーを

＊多くの研究で、コーヒー一杯は二四〇ミリリットルとされている。私の想像では、それはほとんどの人が飲む量より少ない。スターバックスの「グランデ」は約四八〇ミリリットルだが、それを一日に二杯以上飲む人が少なからずいるのを私は知っている。

飲むと、腎臓は排出するカルシウムの量を自動的に減らす。同じく、カフェインを摂取して数時間後には、腎臓は尿の排出量の増加に応じて尿の産生量を減らすので、全体的な水分バランスは安定している。二〇一四年に発表された研究論文の結論で述べられたように、「カフェインを摂取すると水分の喪失が起こるのではないかという懸念には根拠がない」。

念のために言えば、やはりカフェインが含まれている紅茶も、脱水症を起こさないことが研究から示されている。[7] むしろ、紅茶には「水と似たような水分補給特性」があることが見出されたのだ。また、カフェインを含む炭酸飲料を飲んでも、脱水症にはならない。[8]

というわけで、カフェインで脱水症は起こらないし、成長も妨げられない。コーヒーについては、飲みすぎるとがんになる、あるいは心臓に悪いという別の大きな懸念もあるが、それについてはどうだろうか？

結論から言えば、科学的根拠から正反対のことが示されている。がんや心疾患の予防という点で、コーヒーは驚くほど健康によいようだ。

心臓病、がん、肝臓病、糖尿病などの予防効果に根拠あり

二〇一五年、私は『ニューヨーク・タイムズ』紙の依頼に応じ、コーヒーと健康に関する既存の研究についてコラムを書くことになった。[9] はじめは、コーヒーを健康上のよいアウトカムに結

びつける研究も悪いアウトカムに結びつける研究も見つかるだろうと思っていた。だが、蓋を開けてみると違った。見つかったほぼすべての研究で、コーヒーを飲むと健康効果があることが示唆されていたのだ。

コーヒーの健康効果を探る研究は多くあり、それらはかなり厳密なものだ。おそらく、ほとんどの研究でテーマとされてきたのが、コーヒーの摂取と心血管の健康とのつながりだろう。

コーヒーの心臓に対する影響が心配されることは理解できる。なにしろ、コーヒーの飲みすぎで気分が悪くなったり、カフェインの「過剰摂取」で不快な思いをしたりした人は多い。カフェインを摂りすぎると、心拍数が増えたり不安レベルが急に上がったりするのだ。

だがじつは、かなり大量のコーヒーでも、おそらく心臓によい。言い換えれば、まったく飲まないよりよい。これを証明する研究がある。しかも大規模なものだ。たとえば、二〇一四年に発表された、長期的なコーヒー摂取と心血管疾患のリスクを調べた研究のシステマティックレビューおよびメタ分析では、このテーマに関する研究が三六件見つかり、研究対象者は合わせて一二七万人以上にのぼった。[10] 膨大な人数が対象になったわけだ。それらの研究を合わせたデータから、適度な量、つまり一日に三〜五杯くらいのコーヒーを摂取していた研究対象者は、心血管障害のリスクが低いことが示されている。一日に五杯以上飲んでいた研究対象者でも、リスクはまったく飲んでいなかった人と同じ程度だった。

私はこの結果に度肝を抜かれた。なぜこうした研究結果が一面で報道されなかったのか理解できなかった。

それに、コーヒーの健康効果を裏づける根拠はもっとあった。つい最近の二〇一一年、コーヒーの摂取と脳卒中の関連を調べたメタ分析の結果が発表された[11]。脳卒中は、脳への血流に問題が生じることによって引き起こされる病気だ。このメタ分析では一一件の研究が見出され、研究対象者は合わせて約四八万人にのぼった。これらの研究では、コーヒーをまったく飲まない場合と比べて、コーヒーを適度に摂取すること——この場合、一日に二〜六杯——が、脳卒中のリスク低下に関連することが認められた。一年後に発表された別のメタ分析でも、同様の結果が確認された[12]。

同じ年に発表されたもう一つのメタ分析では、コーヒーの摂取と心不全の関連が調べられた[13]。そしてやはり、適度な量の摂取が心不全のリスク低下に関連することが見出された。被験者のなかで最もリスクが低かったのは、一日にコーヒーを四杯飲んでいた人びとだった。コーヒーの摂取量が一日に約一〇杯を超えるまでは、悪い影響は認められなかった。

これらの研究からはっきりするのは、適度な量のコーヒー摂取が、さまざまな心血管疾患のリスク低下と関連しているということだ。そしてコーヒーを大量に飲んでも、悪影響は、たとえあったとしてもごくわずかであるように見受けられる。

だが、コーヒーのよい効果を支持する研究だけを選ぶのはやめよう。それに、コーヒーについては、心臓の健康のみが心配されているのではない。たとえば、コーヒーを飲むとがんになると思っている人もいる。

確かに、いくつかの研究から、コーヒーの摂取によりがんのリスクが高まることが見出されている。だから、これらの研究結果をメディアが嗅ぎつけたら突発的なパニックが起こるのではないか、と思う人もいるかもしれない。だが、同様の研究を集約すると、こうした否定的な結果の恐ろしさは、一見したときの印象よりはるかに薄れる。たとえば、二〇〇七年に発表されたメタ分析では、一日のコーヒーの摂取量を二杯増やすことと、肝臓がんの相対リスクが四〇パーセント以上低くなることに関連があることが見出された。[14]* 前立腺がんについて調べた、より最近の二件のメタ分析でも、同様の結果が確認されている。[15] それによると、対象となった研究のなかで質の高いものでは、コーヒーの摂取量と前立腺がんに関連する悪いアウトカムに関連は見られなかった。[16] 同じことが、乳がんにも当てはまり、[17] 二つのメタ分析で、コーヒーの摂取量と乳がんに統計学的に有意な関連は見られなかった。肺がんに関する研究を対象とした、二〇一〇年発表のメタ分析では、コーヒーの摂取量が増えると肺がんのリスクが高まることが確かに見出されたが、それは喫煙者に限られていた。[18] 一方、タバコを吸わない人では、コーヒーを飲むことで肺がんの予防効果が得られる可能性が示唆された。さらに、その論文の著者たちは、コーヒーと肺がんとの因果関係を検討する際には、喫煙という交絡因子がある（しかも喫煙の影響は非常に大きいと

＊確かに、これは絶対リスクではなく相対リスクだが、四〇パーセントというのは軽視できない数値だ。

考えられる）ので、自分たちの研究結果は慎重に解釈すべきだと警告している。あらゆるがんを合わせて調べた研究では、コーヒーの摂取が、がんの全発生率の低下に関連する可能性があることや、コーヒーの摂取量が多いほど保護効果が大きいことが示唆された[19]。

がんや心血管の健康だけでなく、コーヒーにはほかにもさまざまな保護効果があるようだ。一例を挙げると、コーヒーは肝臓の健康を促進するように見える。あるシステマティックレビューからは、肝疾患のリスクのある被験者では、コーヒーの摂取と肝機能の改善に関連があることがうかがえる[20]。すでに肝疾患を抱えている人では、コーヒーの摂取と肝硬変の進行抑制に関連があった。肝硬変患者では、コーヒーの摂取と、死亡リスクや肝臓がんの発生リスクの低下に関連があった。さらに、コーヒーの摂取は、C型肝炎に対する抗ウイルス療法の治療効果の向上や、非アルコール性脂肪肝疾患患者のアウトカムの改善と関連することもわかった。このシステマティックレビューでは、慢性肝疾患患者では毎日コーヒーを飲むことが推奨――推奨！――されるべきだと主張している。

そして、これらのデータでもまだ足りないというのなら、情報を追加しよう。コーヒーは、脳にもよい可能性がある。神経疾患に関する最近のメタ分析から、コーヒーの摂取が、パーキンソン病のリスク低下[21]、老年期における認知機能低下の緩和[22]、アルツハイマー病の潜在的な予防効果[23]に関連することが見出された。

さらに、コーヒーには糖尿病の予防効果もあるかもしれない。二〇〇五年に発表されたシステマティックレビューでは、習慣的にコーヒーを飲むことが、2型糖尿病の発生リスクの大幅な低下と関連することが見出された。(24) 最も相対リスクが低かったのは（リスクが約三分一減少したのは）、一日に六〜七杯飲んでいた人びとだった。最近の二〇一四年に発表されたシステマティックレビューでは、二八件の研究に参加した一一〇万人以上を対象として検討がおこなわれた結果、(25) やはりコーヒーの摂取量が多いほど糖尿病を発症している人が少ないことがわかった。

コーヒーの摂取と特定の病気に関するこれらの研究のほか、コーヒーと全死亡リスクに着目した研究もある。ここでもよいニュースが見つかる。二〇一四年に発表されたメタ分析では、およそ一〇〇万人を対象とした二〇件の研究が検討された。(26) また、二〇一五年に発表されたメタ分析では、一〇〇万人以上を対象とした一七件の研究が検討された。(27) どちらの分析でも、コーヒーの摂取と死亡率の大幅な低下とには関連があった。それが事実だ。

これらはすべて、カフェイン入りのコーヒーを飲む人にとって歓迎すべきニュースだ。だが、カフェインの入っていないデカフェコーヒーについてはどうなのか？　じつは、コーヒーに関する多くの研究には重大な穴がある。それがデカフェだ。前述した糖尿病とコーヒー摂取に関する研究では、カフェイン入りのコーヒーとデカフェコーヒーの両方が取り上げられていたが、(28) おもしろいことに、ほとんどの研究には、デカフェコーヒーの健康に対する影響についてはデータが含まれていない。ひょっとすると、デカフェコーヒーを飲む人を十分に集められないのだろうか。全体的に見て、デカフェコーヒーに関するデータは、カフェイン入りコーヒーに関するデータほど包括的ではない。デカフェコーヒーについては、健康効果がありうることを示す科学的根拠が全般的に少ないが、健康に悪影響があるという根拠もない。

デカフェコーヒーについての研究結果が決め手に欠けるため、健康効果があるのはコーヒーそのものではなく、コーヒーに含まれているカフェインではないかと思う人もいるだろう。正直なところ、確かなことはわからない。カフェインやその他の成分が、それぞれ異なる効果をもたらす可能性もある。たとえば、カフェインは脳内の刺激剤として働いて、神経障害を遅らせたり防いだりするのに役立つ可能性がある。この仮説は、デカフェコーヒーにはふつうのコーヒーのような予防効果がなさそうに見える一方、紅茶には予防効果があるという事実によって支持される。だが、心疾患や肝疾患などの病気について言えば、カフェインを含むほかの飲料には、コーヒーほどの予防効果がないようだ（たとえば、ダイエット炭酸飲料を飲めば、がんを予防する可能性があるという主張は見られない）。さらに脳以外については、デカフェコーヒーにも、ふつうのコーヒーと同じような保護効果がいくらかあるように見える。というわけで、カフェイン含有量はさておき、コーヒーに含まれている何かが健康によいのだと思われる。だが、その「何か」の正体はわかっていない。

コーヒーは、がんや認知機能、心血管の健康、糖尿病に対してはよい効果をもたらすようだが、あまりよい効果がなさそうな指標が二つある。血圧とコレステロール値だ。とはいえ、これら二つについても、コーヒーによる悪影響はずいぶん誇張されている。

心拍数に対するカフェインの影響から、カフェインは高血圧の人にとってよいはずがない、あるいはカフェインは健康な人でも高血圧をもたらす、とまで主張している人もいる。二〇〇五年に発表されたメタ分析は、この主張を補強しているようだった[29]。複数のランダム化比較試験の結果から、カフェインの摂取と血圧の上昇に関連があることが見出されたのだ。ただし、カフェインがコーヒーに由来する場合には、血圧への影響は小さかった。二〇一一年の研究では、カフェインを摂取すると血圧が少なくとも三時間にわたって上昇する可能性が見出された[30]。だが、やはり長期的なコーヒー摂取と高い血圧に有意な関連はなかった。そして、二〇一二年のメタ分析では一〇件のランダム化比較試験と五件のコホート研究が検討され、コーヒーの摂取は血圧や高血圧に目立った影響を及ぼさないことが見出された[31]。

これらの血圧に関する研究のほか、二つの研究から、フィルターを使わずに淹れるコーヒーを飲むと、血清コレステロール値や中性脂肪値が上がる可能性があることが示されている[32]。それらの値は、心疾患の可能性を示す指標だ（第3章参照）。しかし、フィルターで濾過すると、コレステロール値を上げるカフェストールという物質が取り除かれるようだ。

それにしても、これらの恐ろしげな研究結果は、どれほど問題なのだろう？　血圧やコレステロール値はプロセス指標、つまり診断可能な状態の指標である。高血圧や高コレステロールは、病気や死亡につながる恐れがあるので、私たちには気になる。しかし、病気や死亡は究極的に最も重要な事柄であり、コーヒーの摂取はむしろ病気の予防や死亡率の改善と関連があるのだ。

確かに、本章でこれまでに引用した研究のなかには、ランダム化比較試験はほとんどない。忘れてはならないのは、ランダム化比較試験は通常、疫学研究で観察されている現象が正しいかどうかを確かめるためにおこなわれるということだ。しかし、ほとんどの人は、病気の予防効果があると思ってコーヒーを飲んでいるのではなく、むしろ、コーヒーは体に悪いかもしれないと心配している状況なので、そのような試験を実施するのは難しい。だが、コーヒーが体に悪いことを裏づける根拠はほとんどない。

コーヒーのさまざまな健康効果が何かのハーブやビタミンにあったら、メディアは飛びつくのではないだろうか。そして、それを万人に宣伝するだろうし、周辺には、それを利用したありとあらゆる健康改善法が生まれるだろう。だが、私が二〇一五年に『ニューヨーク・タイムズ』紙にコラムを書く前は、ほとんどのメディアがコーヒーを否定的に見ているような印象があった。だが、そうした風潮は変わりつつあるようだ。農務省が二〇一五年に発表した最新の「栄養ガイドライン」には、コーヒーは飲んでもかまわないというだけでなく、健康によい可能性があると書かれている。(33) 栄養ガイドライン諮問委員会がコーヒーの健康に対する影響を検討したのは、これが初めてだった。史上初だったのだ。*

もちろん、コーヒーはよいという考えが極端な方向に行きすぎる危険はつねにある。私は、幼い子どもにコーヒーを飲ませようと提案しているのではない。カフェインにはやはり、親からすれば子どもには望ましくない作用がいくつもある。たとえば、神経が昂ぶって眠れなくなったりすることだ。お腹のなかにいる赤ちゃんも、カフェインにさらされると何らかの影響を被る可能性がある。とはいえ、これは妊婦がコーヒーをまったく飲まないようにすべきだということではない。けっしてそんなことはない。

妊婦はコーヒーを飲んでもいいか？

子どもにコーヒーを飲ませないようにという注意に加えて、妊婦は一日に三杯以上飲まないほうがいいと勧めるガイドラインがいくつもある。私の知り合いには、アルコールと同じく、少量でも妊娠中のカフェイン摂取は危険だと信じている女性がたくさんいるし、この考えを支持する根拠はいくらかある。たとえば、一九九七年のある研究では、カフェインの摂取量が多いと流産のリスクが高いことが見出された。[34] だが、この研究を含め、ほかの同様の研究結果はゆがめられている可能性がある。カフェインを大量に摂取する女性では、タバコも吸い、アルコールの摂取量もふつうより多い傾向があることがわかったのだ。[35] カフェインと妊娠の関係は、タバコやアルコールによって容易に影響を受ける可能性がある。

＊時が経つにつれて、農務省と私の意見の一致する点がますます増えているようだ。もしかしたら、職員たちが私のコラムを読んでいるのかもしれない。

妊娠前からカフェインの摂取について心配する女性までいるが、おそらくそんな心配も無用だ。カフェインと流産のつながりに関する科学的データがニュースで報じられると、その見出しにゾッとするかもしれないが、研究そのものをきちんと見れば安心できるはずだ。たとえば、二〇一六年にアメリカ生殖医学会の機関誌『ファーティリティ・アンド・ステリリティ』に発表されたある研究では、三四四組のカップルを妊娠から七週間にわたって追跡調査した結果、妊娠前に一日に三杯以上カフェイン含有飲料を摂取していた女性では、流産の可能性が大幅に高いことが示された。[36] だが、カフェイン含有飲料を一日に三杯以上飲んでいた男性との子どもを妊娠した女性も、同じくらい流産のリスクが高かった。コーヒーが精子に悪影響を及ぼすという主張がなされない限り（そんなことがありうるのか？）、生物学的な妥当性を踏まえれば、コーヒーと流産には単に関連があるだけで、因果関係はない可能性が高い。

二〇一〇年のシステマティックレビューのように、[37] 科学的データを全部合わせて見てみると、妊娠中のコーヒーの摂取と赤ちゃんにとっての悪いアウトカムとの相関は、十分に立証されていないとわかる。実際に、あるランダム化比較試験で、コーヒーをよく飲んでいた妊婦たちにカフェインの摂取量を減らしてもらっても、低出生体重や早産のリスクは特に下がらないことが見出された。[38]

妊娠とコーヒーに関するほぼすべての研究で、一日に二杯までのコーヒー摂取は妊婦にとって問題ないという考えが支持されている。* 研究によっては、一日に三杯、ないし四杯飲んでもかまわないということが支持されているが、それを裏づける根拠は、一日に一〜二杯ならよいという説を裏づける根拠ほど有力ではない。

というわけで、コーヒーの摂取量が一日に一〜二杯なら、心配しなくていい。妊婦にとって問題ないのはほぼ確実だし、お腹の赤ちゃんについても同じだ。

まとめ――悪影響ありの主張は根拠薄弱

一般の人にとってコーヒーが体に悪いということを裏づける根拠はない。多くの人がコーヒーの飲みすぎだという考えにも、コーヒーと好ましくない健康アウトカムに関連があるという考えにも、データによる裏づけはない。それどころか、コーヒーは健康によいという考えのほうが正しいようだ。だから、コーヒーをやめるべきだとか、減らす必要があるなどと誰かにとやかく言われる必要はない。あなたもそんなことをしようとは思わないのではないか。

コーヒーに対する不安は、徐々に収まりつつあるように見える。二〇一五年五月の『ニューヨ

＊これはアメリカ産婦人科学会による勧告で（以下を参照 http://www.acog.org/Resources-And-Publications/Committee-Opinions/Committee-on-Obstetric-Practice/Moderate-Caffeine-Consumption-During-Pregnancy）、当局の助言が研究に基づいていると思われる例の一つだ。このアドバイスは受け入れたほうがいい！

ーク・タイムズ』紙に掲載された私のコラムは、私が書いたコラムのなかでも特に評判がよく、感想も多く寄せられた。ほとんどは（確かに全部ではないが）、好意的なものだった。

その一カ月後、世界保健機関（WHO）はコーヒーを分類し直した。[39]「人間や動物を対象とする一〇〇〇件以上の研究を再検討し」、WHOは「コーヒーの摂取による膵臓や女性の乳房、男性の前立腺に対する発がん作用はなく、肝臓や子宮内膜の発がんリスクの低下が見られた」と述べた。WHOは今では、コーヒーを発がん物質に分類するには「根拠が不十分である」と述べている。これは、がんに関するWHOの見解としては上出来だろう。WHOがこんなふうに見解を一八〇度転換させたことは、これまでにほとんど例がない（このコーヒーの再分類と、私のコラムには関連があった。私のコラムによってWHOの分類が変わったのでないのは確実だが、そうだったのでは、と夢想したっていいだろう？）

誤解のないように言えば、私は、コーヒーを飲んでいない人、特にコーヒーが嫌いな人に、コーヒーを飲み始めるべきだと主張しているのではない。それに、適度な量のコーヒーを飲んでいる人に何リットルも飲もうと勧めているわけでもない。何にせよ、摂りすぎは体に悪い可能性がある。また、言うまでもなく、クリームや甘味料などを入れたコーヒーには、本章で引用している慎重に計画された研究の結果を当てはめることはできない。コーヒー自体は健康にいいかもしれないが、加えた砂糖や乳製品はそうとも限らないからだ。

コーヒーを、摂取量を控えなくてはならない飲料や飲まないほうがいい飲料と見なすのは、そろそろやめるべきだ。コーヒーは健康によい食事に無理なく取り入れることができるし、コーヒーにはほとんどの飲料より健康効果があるようだ。

コーヒーは私にとって、朝食で愛飲する飲料以上の意味を持つ。というのは、たいてい朝食はコーヒーだけだからだ。そして、そのことについて今では気が楽になった。C・W・ポストはコーヒーを恐ろしい飲料のように見せかけたが、そろそろコーヒーはすばらしい飲料と見なされるべきだ。

第8章 ダイエットソーダ――メディアが生んだ人工甘味料への恐怖

私は医師として仕事をするなかで食品や栄養について執筆活動をしてきたが、そのほか医療制度改革や避妊、マリファナ、さらには割礼の背後にある研究といった、ともすれば論争を呼ぶようなテーマについてもくわしく調べてきた。だから、自分の発言が多少の物議をかもしても動じない。

だが、今まで取り上げてきたテーマのなかで、人工甘味料ほど意見が大きく分かれているものはない。そして、私が書いた記事のうち、初めて取り組んだ人工甘味料に関する記事ほど怒りや辛辣な批判を多く招いたものはなかった。(1) それは二〇一五年七月の『ニューヨーク・タイムズ』紙に掲載され、そのなかで私はこう認めた。「妻と私はわが家の子どもたちに、炭酸飲料を週に四～五回しか飲ませないようにしている。その場合には、ほぼ例外なくシュガーレスの飲料にしている」

あんなに反感を買うとは、まったく思いもよらなかった。寄せられたコメントは痛烈だった。私が人工甘味料を摂取してもかまわないと言ったという理由で、私の医師免許を剥奪すべきだと主張する人びともいた。また、子どもがシュガーレスの炭酸飲料をときどき飲むのを許したという理由で、子どもたちを私から引き離して保護すべきだったのではないかと疑問を呈する人びともいた。私を道徳的に間違っていると言い切る電子メール、さらには手書きの手紙も届いた。人びとはただ、まさか良識と理性を備えた人——とりわけ医師！——が、人工甘味料はもろもろの面で健康に悪いと思わないなんてありえない、と思ったのだ。

事態は数カ月後に山場を迎えた。カリフォルニア州のある権利擁護組織がインディアナ州のオープンアクセス法に則り、私の電子メールのなかで人工甘味料やダイエット炭酸飲料販売企業に関するものをすべて開示するよう要求してきたのだ。私は、勤務先の大学側の弁護士たちが私の電子メールを取り出し、ふるいにかけ、開示用にまとめるあいだ、彼らとのやり取りに数週間かかりきりになった。まじめな話、あれはプライバシーのひどい侵害だったし、そのせいで人生の一カ月が台無しになった。炭酸飲料業界とのやましい取り引きや業界からの賄賂の証拠が見つかったらどうしよう、などと心配したからではなく、単に自分の電子メールを人に読まれるのが嫌だったからだ。* おまけに、からかい半分の友人たちから「ペプシコから高額の小切手」はもう届いたかと尋ねる電子メールが届き始めていたし、カリフォルニア州の監視団体がこの件を利用するだろうということもわかっていた。

ある意味では、これらの活動家が懸念を抱いたのも理解できる。健康と栄養に関する「専門家」のなかには、偏った見方をする者もいるからだ。数カ月後、『ニューヨーク・タイムズ』紙は、私の件と同様の法的な手段を通じて、アメリカの多くの科学者が大手食品メーカーと金銭的なものであれ何であれ本当に癒着していることが露呈した、という記事をいち早く報道した。だが、私はその件には関与していなかったし、自分の偏り——たとえばスコッチやブラックコーヒーに対する愛着や、ほかの研究者との関係——について、本書や新聞雑誌向けの記事や学術的な著述で隠そうともしていない。

それでも明言しておこう。食品会社との金銭的な関係はいっさいないし、食品会社の顧問は務めていない。電子メールのやり取りもなし。把握しているなかで、食品大手に勤めている知り合いすらいない。企業からときどき食品や飲料を贈られる著名な友人は、確かに一人いる。その友人の事務所から、わが家の子どもたちのためにガムを何箱かもらったことはあると思う。ガムのブランド名すら覚えていないが、私のことだから、たぶんシュガーレスだったろう。つまり、人工甘味料が入っていたということだ。

私は、人工甘味料と糖類〔ブドウ糖や果糖、ショ糖（砂糖など）〕ではどちらが健康に悪いのかを

*どのみち私は選挙に立候補していない。それに出馬の計画もない。

見極めようとするときに、できる限り公正に判断しようとしてきたつもりだ。だが、自分が出した結論について弁解はしない。それらは本書で提示するほかのすべての結論と同じく、単独の事例や誤った通念、感情、賄賂ではなく研究結果に基づいている。

というわけで、甘味料の研究や、研究に関連する問題について話そう。だがその前に、糖類とはいったい何なのか、そして糖類が属する栄養素、すなわち炭水化物が体にどんな役割を果たすのかを理解することが重要だ。

炭水化物と糖尿病

炭水化物、なかでも糖類は、多くの栄養専門家にとっても一般市民にとっても、まさしく心配の種となっている。炭水化物が嫌われることには正当な理由があるが、だからといって、健康になるためには炭水化物を食べずに生きなくてはならないということではない。

炭水化物に関するおもな懸念は、炭水化物がインスリン経路とどのように相互作用し、その経路をどう刺激するのかということに関わっている。炭水化物——果物や穀物から牛乳、そしてでんぷんを含む野菜まで、多くの食品に含まれている物質——は、消化されると、最終的にブドウ糖（グルコース）になって血中に放出される。それで血中のブドウ糖が増えると、健康な人では膵臓からインスリンが分泌され、ブドウ糖が細胞に取りこまれる。このブドウ糖が、細胞のエネルギー源として用いられる。一方でインスリンの働きにより、ブドウ糖は脂肪細胞に取りこまれて脂肪として貯蔵される。血糖値が上がるとインスリンが多く分泌され、血中へのブドウ糖の放出が遅くなったり止まったりするので、血糖値が下がる。このように、インスリンはブドウ糖調節システムでフィードバックメカニズムとして働く。

このプロセスが暴走してしまうと、問題が生じる。多くの人は、次のように思っている。炭水化物をたくさん食べていると、ブドウ糖がつねに血流に入るので、インスリンの分泌が長時間続く。すると、体ではいつでも脂肪を合成して貯蔵できる状態になるので、体重が増える可能性がある、と。近ごろでは、過去に炭水化物の摂取が増加したことと（脂肪を嫌って、脂肪の多い肉を避けたため）、現在、肥満が蔓延していることとの関連を理解している人はそれなりにいる。

炭水化物の摂取量が増えたことは、2型糖尿病の有病率の上昇とも関連があるかもしれない。糖尿病には1型糖尿病と2型糖尿病がある。1型糖尿病は、膵臓がインスリンを作り出せなくなると起こる。すると体は血中のブドウ糖を適切に処理できなくなるため、血糖値が急上昇して（高血糖）、大変危険なことになる可能性がある。1型糖尿病の患者は、外部からインスリンを補う必要がある。そうすれば、体はブドウ糖を適切に利用したり貯蔵したりすることができるようになる。だが、インスリンが多すぎると、脳やほかの器官に供給する血中のブドウ糖が不足する（低血糖）。そのため、1型糖尿病の患者は血糖値を注意深くモニターして、血糖値が正常範囲内に保たれるように、適量のインスリンを補給する必要がある。

2型糖尿病は、1型糖尿病とは異なる病気だ。2型糖尿病の人では、膵臓でインスリンが適切につくられている場合もあるが、体がインスリンにあまり反応しなくなっている（これを「インスリン抵抗性」という）。前述したように、インスリンの働きの一つは、ブドウ糖が血中に放出されないようにすることだ。肝臓がインスリンに抵抗性を示すようになると、肝臓はインスリンの命令を聞かなくなる。そしてブドウ糖を放出し続けるので、血中のブドウ糖が過剰になる（高血糖）。ほかにも異常が起こりうるが、1型と2型のこの大きな違いを理解することが重要だ。要するに、1型糖尿病とは体がインスリンをつくれなくなった状態で、2型糖尿病とは体がインスリンに適切に反応していない状態だ。

1型糖尿病とは違い、2型糖尿病は治療で回復する場合がある。医師が、血糖値やそれに対応するインスリン値を管理できれば——多くの場合、患者の食生活の変更や減量を通じて——、インスリンへの反応（感受性）が戻る患者もいる。だが戻らない患者は、インスリン抵抗性に打ち勝てるようにインスリンを増やす薬や、根本的に感受性を上げる薬などを服用する必要がある。

糖尿病の人やそのリスクがある人は、炭水化物の摂取量に絶えず気をつけなくてはならない。そのため、炭水化物が糖尿病の原因だと思うようになる人もいるが、それは違う。ただし、炭水化物のうち糖類は問題になる可能性がある。

罪深い砂糖擁護キャンペーン

昨今では、砂糖を擁護するのは難しい。食品業界は、人びとに砂糖を食べてもらおうとして、ずいぶん昔から食品に砂糖を加えてきた。さらに食品会社は、砂糖の危険な影響を無視して脂肪などの栄養素を非難するよう研究者や医師に働きかけることで、科学界に影響を及ぼそうとしてきた。その明白な証拠が見つかっている。

二〇一〇年代なかば、カリフォルニア大学サンフランシスコ校歯学部のクリスティン・カーンズという博士研究員《ポスドク》が書庫を探っていたとき、貴重な文献の山に出くわした。(2) それらは一九六〇年代に書かれており、出所の多くは砂糖研究財団だった。なかには内部文書や過去の報告書、そして、うっ血性心疾患の食事性要因をめぐる初期の議論に関する意見書が含まれていた。

一九六五年、砂糖研究財団は同財団にとって初めての研究プロジェクトに出資し、二年後に結果を『ニューイングランド・ジャーナル・オブ・メディシン』誌に発表した。(3) その研究論文では、脂肪やコレステロールがうっ血性心疾患のおもな要因であり、ショ糖（スクロース）つまり砂糖にはたいしたリスクはないと主張された。その後の数十年にわたり、食生活のアドバイスで脂肪が悪者扱いされてきたことを考えれば、この主張はそれほど驚くべきことではなかったように見受けられる。だが、じつのところそれは当時、非常に大きな論争となった。

一九六〇年代には、栄養の摂取が心疾患に及ぼす影響について、重要な説が二つあった。一つ目は、アンセル・キーズ（第1章のミネソタ冠動脈実験を覚えているだろうか？）が唱えたもので、総脂質、飽和脂肪酸、コレステロールが心疾患の原因であるとしていた。二つ目はジョン・ユドキンの説で、砂糖が悪いという主張だった。二つの説のあいだで激しい争いが繰り広げられ、最後にはキーズ派が勝利を収めた。しかし、それは公正な戦いではなかった可能性がある。

ポスドクのカーンズは、あの忘れ去られた書庫で、さまざまな文書とともに、砂糖研究財団とイリノイ大学有機化学名誉教授のロジャー・アダムスが交わした書簡を見つけた。アダムスは、砂糖研究財団の諮問委員を一九五九年から七一年まで務めた人物だ。カーンズはまた、同財団とハーヴァード公衆衛生大学院教授のマーク・ヘグステッドがやり取りした書簡も見つけた。

ユドキンの研究は砂糖研究財団をパニックに陥らせていたようで、財団は「砂糖に対する否定的な態度」に対抗するため、新しい研究プロジェクトの立ち上げを提案した。一九六五年、財団はハーヴァード公衆衛生大学院栄養学科長のフレデリック・ステアに、財団の科学諮問委員会に加わってほしいと要請した。

『ニューヨーク・ヘラルド・トリビューン』紙にショ糖と心疾患のつながりを浮き彫りにする特大記事が掲載された二日後の一九六五年七月二三日、砂糖研究財団は「プロジェクト２２６」を承認した。[*]「プロジェクト２２６」は文献のレビュープロジェクトで、ヘグステッドと同僚のロバート・マクガンディーがレビューを担当してステアが監督にあたるというものだった。三人は当初、レビューの対価としてそれぞれ五〇〇ドルと一〇〇〇ドル（今日の三八〇〇ドルと七五〇〇ドルに相当）を提供されたが、最終的には総額六五〇〇ドル（今日では四万八九〇〇ドル相当）に上った。

砂糖研究財団は砂糖を非難する文献を彼らに手渡した。おそらく、それらの文献に反論できるようにするためだ。そして折あるごとに、砂糖に対する非難が誤りであることが証明されるのを望むと強調した。三人の教授は、財団の意向を理解したと明言した。

文献のレビュー作業は遅れた。というのは、砂糖を攻撃する論文が新しく出るたびに、彼らはその主張に反論するため、自分たちのレビューを手直ししなくてはならなかったからだ。砂糖研究財団は進捗状況を定期的にチェックした。一九六六年一一月二日、財団はヘグステッドにこう告げた。[4]「このレビューは、確かにわれわれが思い描いていたとおりのものだ。これが論文で発表されるのを楽しみにしている」

「プロジェクト２２６」の成果は一九六七年に二報の論文にまとめられ、『ニューイングランド・ジャーナル・オブ・メディシン』誌に発表された。[5]プロジェクトに砂糖研究財団から資金提供があったことや、同財団が関与したことへの言及はなかった。そのレビュー論文では、栄養学的研究の結果を一貫して無視した。脂肪を減らしても効果がなかったが、砂糖を減らすと心疾患の改善効果があったとするランダム化比較試験の結果さえ考慮に入れず、その逆を主張する研究の結果をことさら強調した。そして、次のように結論づけた。コレステロールの摂取を減らして

＊「プロジェクト２２６」が陰謀説のような名前なのはわかっているが、我慢してほしい。

飽和脂肪酸の代わりに多価不飽和脂肪酸を摂取することが、うっ血性心疾患の予防に求められる唯一の栄養学的介入であり、それに「疑問をはさむ余地はない」。

カーンズが発見した書簡のような、動かぬ証拠が見つかることはまずない。この文献レビュープロジェクトの資金提供団体が、自分たちの望む結果を意識しており、三人の研究者がそれを理解していたのは明らかだ。もしかしたら、研究者たちは研究の結果を正しいと思っていたかもしれない。だが、彼らと砂糖研究財団の関係を誰も知らなかったし、カーンズが調査報告を二〇一六年に発表するまで、利益相反がある可能性について誰も話題に取り上げなかった。カーンズの報告は、論文の発表から約五〇年もあとであり、悪影響が生じてからずいぶん経っている。

今では、ハーヴァード大学の研究者たちが間違っていたことが知られている。食事で摂取されたコレステロールは砂糖ほど危険ではないし、脂肪が砂糖より悪いと主張するのも難しい。この数年間、砂糖などの糖類摂取量の増加と健康問題のつながりを指摘する研究が相次いでいる。たとえば、二〇一四年に発表された研究では、一万一七三三人が約一五年にわたって追跡された（一六万三〇三九観察人年〔観察人年とは、観察された人数と観察期間を掛けた単位〕）。[6] 研究期間中に心血管疾患で亡くなった人は、八三一人いた。社会人口学的要因などの関連要因について補正をおこなった結果、糖類の摂取量が多い上位二〇パーセントの人びとのほうが、摂取量の少ない下位二〇パーセントの人びとに比べて、心疾患で死亡する可能性が二倍以上あることが見出された。この研究が発表されたジャーナルの論評では、約六〇〇ミリリットル入りの炭酸飲料「マウンテ

ンデュー」を一日に一本飲むと、心血管事象によって死亡する可能性が大幅に高まると主張された。(7)

世の中の問題でよくあるように、糖類の問題は、人びとの考えのなかで糖類の位置づけが変わったことにある。砂糖をはじめとする糖類は、昔はたまに食べるくらいのものだったが、今やあらゆる食品に入っているべきものという位置づけだ。私たちは、糖類は食品会社が食品に入れてもいいものだと少なくとも認めている――糖類が過剰に入っている加工食品を買うたびにそう妥協する。*

こうした研究結果から、糖類に批判的な人たちが糖類の禁止、つまり食事から糖類を完全に排除することを求めるようになった。また人びとは、糖類を取り除くことが健康問題に対する待望の打開策だと考え始めるようにもなった。それを証明する研究まである。たとえば、二〇一六年に発表された研究では、子どもが一日に摂取するカロリーの約三〇パーセントを占める糖類を三分の一に減らして、減らしたぶんをでんぷんに置き換えれば、血圧やコレステロール値、インスリン値が目覚ましく改善したと主張された。(8)

この研究は盛んに報道され、メディアで過剰に取り上げられることもあった。だが多くの栄養

*このことから、塩の話題が思い出されたとしても不思議ではない。塩も今やほとんど何にでも入っており、糖類と塩の位置づけは似ている。

研究と同じく、その研究には不十分な点がいくつもあった。まず、研究期間がわずか九日間しかなかった。さらに、子どもたちが食べたすべての食品が、無料で子どもたちに提供された。それはつまり、糖類の摂取量だけではなく、食事のほかの部分もいろいろと変わった可能性があるということだ。そして、この研究では対照群が設けられていなかった。

糖類のさまざまな源を食事から取り除けば、多くの子ども、なかでも体重過剰や肥満の子どもの体重が減って健康が改善するだろうという点に疑いはない。だが、糖類以外の変化も、同じく体重や健康に影響を及ぼす可能性がある。それに、糖類の源のなかにはとりわけ厄介なものがある。特に、食品に加えられる糖類は、食品にもとから含まれている天然の糖類よりずっと健康に悪い。たとえば、甘い炭酸飲料はリンゴより悪い。

これは直感的にわかるとはいえ、なぜそうなのかは考える価値がある。

添加糖は現代社会最大の敵

私などの医療専門家が「糖類は健康に悪い」と言ったとき、実際に意味しているのは食品に加えられた糖類のことであって、果物に含まれている糖類などの食品中に天然に存在する糖類や、でんぷんや食物繊維のような炭水化物のことではない。

アメリカ疾病管理予防センターの報告によると、アメリカの子どもは添加糖類を一日に平均で二八二キロカロリー（女子）から三六二キロカロリー（男子）摂取している。[9] これは、カロリー摂取量の一五パーセント以上が添加糖類に由来する計算である。大人は子どもより若干ましという程度だ（女性は二三九キロカロリー、男性は三三五キロカロリー）。[10] ただし、人口全体を見た場合、添加糖類の摂取量別の人口には偏りが見られる。[11] たとえば、アメリカ人の約半数は、糖類を添加した加糖飲料をまったく摂取しない。次に多い層は一日に約二〇〇キロカロリーを加糖飲料から摂取する人びとで、全体の二五パーセントに相当する。そして加糖飲料を最も多く消費しているのは全体の五パーセントにあたる人びとで、彼らは一日に五六〇キロカロリー以上を加糖飲料から摂取する。三六〇ミリリットル入り缶ジュースだと、四本以上に相当する量だ。

添加糖類の摂取は、体重過剰や肥満とおおいに関連がある。二〇一三年に発表されたシステマティックレビューおよびメタ分析では、糖類の摂取と大人や子どもの体重との関係を調べた研究が検討された。検討の対象になったのは、二週間以上にわたっておこなわれた三〇件のランダム化比較試験と、一年間以上続けられた三八件のコホート研究だ。[12] このレビューによれば、食事制限なしの大人を対象とした研究では、添加糖類の摂取量が減ると体重の減少につながり、添加糖類の摂取量が増えると体重の増加につながった。子どもを対象とした研究では、加糖飲料（炭酸飲料など）の摂取量が最も多かった子どもたちが、最も少なかった子どもたちよりかなり体重が多いことが示された。これらの研究のあいだにはさまざまな違いがあったにせよ、糖類の影響や糖類と体重の関係は一貫しており、結果を偏らせかねない要因を排除しても、それは変わらなかった。

この研究や同様の研究では、「添加糖類」とふつうの「糖類」の定義が区別されていた。「糖類」はほとんどの場合、ショ糖で、料理に使う砂糖を思い浮かべてもらうといい。コーヒーに入れる、「砂糖（シュガー）」と表記された袋入りのものもそうだ。ショ糖は「単糖」と呼ばれる最も単純な構造の糖が二つ結合した二糖で、ブドウ糖（血中に含まれている糖）の分子が一つと、果糖（フルクトース）の分子が一つ結合したものだ。

「添加糖類」はショ糖であることもあれば、飲料を甘くするためのさまざまなカロリー物質であることもある。こうした甘味料の種類は、じつにさまざまだ。たとえば、蜂蜜のような「天然の」甘味料もある。植物から作られる甘味料もある。たとえば、アガベシロップがそうだし、ステビアのように、植物から抽出されても糖類には分類されない甘味料もある。おそらく、報道で取り上げられることが多くて、しかも危険視されているのは、異性化糖（果糖ブドウ糖液糖やブドウ糖果糖液糖など）だろう。異性化糖は液状の糖類で、ブドウ糖と果糖の両方を含むが（ブドウ糖と果糖が結合しているショ糖とは違って）、それらの分子は結合しておらず、ただ別々に漂っている。異性化糖はショ糖より輸送しやすく、生産コストも安くてショ糖より甘いので、加工食品でよく用いられる。ただし、果糖（ブドウ糖ではなく）の割合は、異性化糖の用途によって四二パーセントから五五パーセントまで幅がある。「添加糖類」というときには、こうした甘味料すべてを指すことが多い。果物に自然に含まれている果糖は添加糖類ではないし、牛乳に含まれている乳糖（ブドウ糖と、別の単糖であるガラクトースが結合した二糖）も添加糖類ではない。だが、食品に加えられる糖類は、シロップやショ糖、異性化糖を含めて、すべて添加糖類だ。未精製の食品に含まれている炭水化物――どれも、それればかり食べているのでない限り、基本的に問題ない――とは違い、添加糖類は、摂取量を厳しく制限しなければ健康にかなり悪い。

それは一つには、添加糖類は糖尿病などの代謝性疾患と強く関連しているからだ。二〇一三年に発表された研究では、国連食糧農業機関のデータをもとに、世界一七五カ国における食品の入手可能性［食品の市場規模から、国民一人が一日に入手できる食品の量をキロカロリーで表した指標］が調べられた(13)。多くの要因が補正されたうえで、食品の栄養成分と当該国における糖尿病の発生率との関連が分析された。すると、一日に入手可能な添加糖類が一五〇キロカロリー（だいたい糖類入り炭酸飲料一本に含まれている量）増えるごとに、２型糖尿病の有病率が一・一パーセント上昇することがわかった。

公平のために言えば、これらはすべて疫学研究であり、科学的根拠としてランダム化比較試験のように重視できるものはほとんどない。だが考えてみれば、健康への悪影響が出るかどうかを調べる目的で、誰かに添加糖類を過剰に食べてもらうなどという研究は想像しがたい。というのは、今や添加糖類が健康に悪いことは明白だからだ。しかし、ランダム化比較試験はなくとも、大量の糖類が健康によくないということや、添加糖類を食事から取り除くのはよい考えだということに変わりはない。

だが、より重要な議論は、人工甘味料が、糖類ほどではないとしても、やはり体に悪いのかという問題だ。糖類は及第とされていた一九六〇年代から七〇年代に、糖類代替品への攻撃が始まりつつあった。ただし、これらの攻撃は、肥満や糖尿病だけをターゲットにしたものではなかった。はるかに恐ろしいもの、具体的にはがんが注目されたのだ。

人工甘味料不信を招いたラットの実験

数十年前から、人工甘味料は有害な化学物質として非難されてきた。もちろん、突き詰めれば、私たちが食べるものはすべて「化学物質」だ。たとえば、ビタミンCは化合物だし、ほかのビタミンもそうである。あるものを「化学物質」と呼んだからといって、ただちにそれが体に悪いということではない。私は、人工甘味料に猛反対する人びとは、人工甘味料のことをきちんと理解していないのではないかと思うことがある。

それはともかく、人工甘味料に関しては、当局が、人工甘味料などの特定の化学物質が健康に及ぼす影響——特にがんのリスクを増大させている可能性——について警告を出したことによって、消費者の化学物質全般に対する不信感が掻き立てられてきた。

人工甘味料に発がん性の疑いがあること裏づける研究は、いくらかある。だが、ダイエット・コーク愛飲者は安心してほしい。そのような研究はどれも、よく調べると欠陥が見つかるからだ。

たとえば、サッカリンを見てみよう。サッカリンはずいぶん昔からある人工甘味料で、一九世紀後半にドイツ人化学者によって発見されたが、幅広い人気を得たのは約一〇〇年後、カロリーゼロの砂糖代替品として「スイートンロー」などのブランド名で売り出されてからだ。一九六〇年代から七〇年代、アメリカの消費者は糖類を摂りすぎていると（かなり強く）感じつつあり、この砂糖代替品を歓迎した。カロリー摂取量を抑えるのは、よい方法のように思えた。なぜなら、消費されずに余ったカロリーは脂肪になるからだ。

では、一九八〇年代に入りアメリカ議会が、サッカリンを含む商品に次のような警告を添えるよう義務づけたときに、サッカリンを食べていた人びとがどれほどうろたえたかを想像してほしい。[14]「本品を用いると健康を害するおそれがあります。本品にはサッカリンが含まれており、サッカリンは実験動物で発がん性が確認されています」

このような警告文を見たら、消費者はサッカリンの入った小分けパックの甘味料を使うのをためらっただろう。だが、議会がそのような規制をおこなった根拠は何だったのか？

じつのところ科学者たちは、サッカリンとがんの因果関係を「断定する」根拠を見つけ出すのにかなり苦労した。『アナルズ・オブ・オンコロジー』誌に二〇〇四年に発表されたサッカリンの概略史では、この甘味料をラットに用いた研究が、過去に五〇件以上発表されていると述べられている。[15]そのうち二〇件は、ラットにサッカリンを食べさせたらどうなるかを一世代にわたって観察した研究だった。そのような研究のわずか一件では、確かに大量のサッカリンが与えられたラットにがんが発生した。しかし、がんが発生したラットは、膀胱の寄生虫に何度も感染させて、サッカリン誘発性の膀胱がんになりやすくしたタイプだった。[16]

どうやら一部の科学者は、何かを見落としていると感じながら研究を続けていたようで、彼らは二世代にわたる研究も始めた。その研究では、初代のラットもその子どもたちも大量のサッカリンを与えられた。私の想像では、この研究で次のような仮説が立てられたのではないだろうか。両親が食べたサッカリンがDNAないし体の器官に何らかの方法で損傷を与え、そのせいで、がんになりやすいリスクが子どもに受け継がれる。この仮説はいささか強引に感じるが、科学者たちの名誉のために言っておくと、彼らは確かに、膀胱がんが第二世代のラットでかなり多いことを見出した。それがきっかけとなり、欧米の多くの国がサッカリンの禁止やサッカリンに対する警告の添付へと動いた。

そのような警告が、私が子どものころに登場したのを今でも覚えている。もちろん、私は子どもだったので、自分は不死身だし警告なんか自分には関係ないと思っていた。どのレストランのどのテーブルにも置いてある小分けパックの中身を食べるとがんになるなんて信じられなかった。ただし同時に、すべての警告が、人間ではなくラットについてだけ述べられているのは変だとも思った。じつは、それは大事なことだった。サッカリンと膀胱がんのつながりは、人間では確認されたことがないのだ。そもそも、ラットで観察されたからといって、ほかの動物種でも同じ影響が出る可能性が高いということでもない。ラットは膀胱がんに特にかかりやすいようだ。

ここで、大好きな連載漫画『ブルーム・カウンティ』に載っていたジョークが頭をよぎる。『ブルーム・カウンティ』は中部アメリカのある町を舞台とする滑稽な漫画で、もとは一九八〇年代に新聞で連載されたものだった（現在はオンライン版にのみ再掲載されている）。ある回では、こんな話が展開する。主要なキャラクターの一人であるペンギンのオーパスが、ラットでがんを引き起こすことが認められた多くの物の名をすらすらと挙げる。それに対し、友だちで人間の少年ミロがこう答える。「ひょっとすると、研究のせいでラットががんになったのかもね」。当時の私はこの台詞をただおもしろいと思っただけだったが、それには一理あるのだ。

ラットは人間より膀胱がんになりやすいようだ。特に、さまざまな物質を過剰に与えると、その傾向が強まる。たとえば、ビタミンCを大量に食べさせると膀胱がんになってしまう。[17]だが、この結果を人間に当てはめて、ビタミンCは実験動物で発がん性が認められた、と警告するラベルをオレンジジュースに貼るべきだという見方をした人はいない。

要するに、ラットはサッカリンの影響を人間より被りやすいわけで、サッカリンが人間にとって危険だという明らかな根拠はない。イギリスやデンマーク、カナダ、アメリカで人間を対象としておこなわれたさまざまな研究では、喫煙（確かにがんを引き起こす）の影響を考慮に入れた場合、サッカリンの摂取量と膀胱がんの発生に関連は認められなかった。[18]これらの研究に基づいて、サッカリンは二〇〇〇年、アメリカ国家毒性プログラムで保持されている発がん性物質リストから外された。

だが、遅すぎた。食品に対して一般市民が抱くイメージは、特に化学物質については、悪いものが植えつけられるとなかなか変えられない。サッカリンに対する警告文が外されても、私の知る人のほとんどは安心できていない。それに結局、別の砂糖代替品がもたらされても不安は消えていない。

アスパルテームたたきの発端は論文のタイトル

アスパルテームは、アメリカでは一九七〇年代なかばに登場した。サッカリンがたたかれ始めたころだ。初期の研究では、アスパルテームは動物でがんを引き起こさなかったので、科学界も規制当局も、アスパルテームはサッカリンより安全だと見なした。だが一九九六年、「脳腫瘍の発生率が上昇。アスパルテームに関連があるか?」と題する研究論文が『ジャーナル・オブ・ニューロパソロジー&エクスペリメンタル・ニューロロジー』誌に発表されると、状況が一変した。(19)

メディアでは、記事のタイトルが疑問文なら答えは「ノー」だという暗黙の了解がある。だが、たとえば記事に「テレビは本当に脳をダメにすることはない」のようなタイトルをつけたら誰にも読んでもらえない、ということを記者たちは知っている。「テレビは本当に脳をダメにするか?」というタイトルなら、フェイスブックをにぎわせる。

意図的なのかはわからないが、この研究論文の著者たちは、メディアでの不文律と同じ巧妙な策を用いていた。「脳腫瘍とアスパルテームに関連があるか?」という問いの答えは「ノー」(あるいは少なくとも「必ずしもあるとは言えない」)だとわかったが、このタイトルを見た多くの人が(科学者や医師までも)、それは問いかけだという事実を無視し、関連があるという結論に飛びついた。

もしこれらの人びとのなかで、実際にわざわざその論文を読んだ人がいたら、次のように指摘されていたことに気づいただろう。①脳腫瘍が一九七五年から九二年にかけて多くなっていた。②アスパルテームを摂取し始めた人が最近増えていた。これは相関関係であって、因果関係ではない。その研究には、暑い日にはアイスクリームの消費量と殺人の両方が多い――どちらも確かだとしても、アイスクリームが殺人を引き起こすという意味ではない*――、という古典的な観察結果と同じ程度の情報しかない。

このアスパルテームと脳腫瘍に関する論理には、ほかにも問題があった。一つ目は、報告された脳腫瘍の発生の増加がほとんどの場合、七〇歳以上の人で観察されたことだ。高齢者は、ダイエット炭酸飲料やアスパルテームのおもな消費者ではない。二つ目は、食品医薬品局(FDA)がアスパルテームの使用を一九八一年まで承認しなかったことだ。したがって、脳腫瘍が一九七

*ところで、この主張はワクチンと自閉症の関連についてなされる主張と似ている〔第9章を参照〕。ワクチンの接種件数と自閉症の発生件数が同時期に増えたというだけでは、ワクチンが自閉症を引き起こすとは言いきれない。

〇年代に増加した原因がアスパルテームにあると非難するのは、どう見ても間違っている。そして、はるかに包括的なほかの研究では、アスパルテームの摂取と脳腫瘍の発生に同様の関連は認められなかった。そのような研究としては、『ジャーナル・オブ・ナショナル・キャンサー・インスティテュート』誌に発表された子どもの症例対照研究[20]や『キャンサー・エピデミオロジー・バイオマーカーズ&プリベンション』誌に発表された、四五万人以上の成人を対象としたコホート研究などがある。[21]だが、どちらの研究も、「脳腫瘍の発生率が上昇。アスパルテームに関連があるか?」の研究と比べれば、まったく人目を引かなかった。

アスパルテームへの反対運動は、それでは終わらなかった。二〇〇五年に発表された研究では、アスパルテームをラットに与えるとリンパ腫や白血病が引き起こされたと主張された。[22]ただし、これらの結論は、とうてい決定的なものとは言いがたかった。*もっと重要なこととして、サッカリンで（そして『ブルーム・カウンティ』で）すでに見たように、ラットと人間には大きな違いがある。

私は、アスパルテームは一〇〇パーセント安全であり誰にも害を与えるはずがない、と言いたいのではない。本書をここまで読んだ人は、どんな食物も完全に安全だとは言いきれないとわかっているだろう。同じことが人工甘味料についても当てはまる。たとえば、まれな遺伝性疾患でフェニルアラニンへの感受性が異常に高くなるフェニルケトン尿症の患者は、アスパルテームの摂取を控える必要がある。なぜなら、フェニルアラニンはアスパルテームの構成要素なので、フェニルアラニンの摂取が多すぎると発作や発達障害が起こるおそれがあるからだ。だが、ほとんどの人にとっては、アスパルテームにもサッカリンにも、がんを含めて健康に有害なリスクはない。

止まらない人工甘味料への誹謗中傷

人工甘味料の「危険性」を隠そうとする大がかりな陰謀などない。たとえ、あなたの母親から転送されてきたチェーンメールに、ものすごく恐ろしいことが書かれていたとしてもだ〔アメリカではアスパルテームの危険性を訴えるチェーンメールが一九九〇年代後半に出回った〕。その電子メールにはアスパルテームが精神や行動に問題を引き起こすと書いてあったかもしれないが、それに引用されていた研究は、ラットでおこなわれたものか研究デザインがあまりよくないものだった。一方、一九九八年のランダム化比較試験では、アスパルテームによる神経心理や神経生理、そして行動に関する問題は見出されなかった。[23] 確かに、心身に何らかの症状が出たと報告した被験者もいたが、その割合は、アスパルテームを食べた群とプラセボを食べた群で大差なかった。私はそのチェーンメールの内容を知っている。それによると、アスパルテームは注意欠陥多動

＊おまけに、この関係が観察されたのは、ラットの雌だけだった。

性障害（ADHD）の症状を悪化させるのでADHDの子どもには非常に悪く、さらにはADHDの原因でもあるのだという。だが、一九九四年のランダム化比較試験では、アスパルテームの摂取量が通常の一〇倍でもADHDの子どもに何ら影響がないことが示された。[24] 子どもの行動にも、神経伝達物質やアミノ酸といった指標の検査値にも違いは出なかったのだ。

もう一つ根拠を挙げておこう。二〇〇七年の『クリティカル・レビューズ・イン・トキシコロジー』誌に掲載された安全性に関するレビューによれば、アスパルテームの研究が幅広くおこなわれたこと、そしてあらゆる根拠からアスパルテームの安全性が示されたことがわかった。[25]

大丈夫、がんも引き起こされないし、神経学的影響もない。だが、糖尿病はどうなのか？ 糖類と2型糖尿病を関連づける研究はすでに取り上げたが、健康意識が高い多くの人は、人工甘味料も糖尿病を引き起こす可能性があると考えている。彼らは、独断でこの結論にたどり着いたわけではない。二〇一四年に『ネイチャー』誌に発表された大規模な研究をもとに、多くの人が、人工甘味料の摂取は糖尿病につながると考えるようになった。[26] この研究では、人工甘味料が腸内微生物叢《びせいぶっそう》――腸内に棲みついている細菌や真菌などの微生物の生態系――を変える可能性、ひいては糖尿病が起こる可能性も示されたように見えた。

私の書いた人工甘味料に関するコラムが『ニューヨーク・タイムズ』紙に掲載されると、多くの怒れる読者から投書が届いたのだが、そこで挙げられていたのがこの研究だった。読者たちは、私が間違っていることを示し、人工甘味料が安全ではなく有害であることを証明しようとしたのだ。だが、私はこの研究を無視していたわけではない。ただ、そこまで注目を集めるほど価値のある研究だとは思わなかったのだ。

この研究論文では、いくつかの実験結果が述べられていた。まず、アスパルテーム、スクラロース（別の人工甘味料）、あるいはサッカリンを与えられたマウスでは、水や砂糖を与えられたマウスより血糖値が高かった。次に、マウスの腸内を滅菌し微生物叢を除去したのち、人工甘味料または砂糖を与えたマウスから腸内微生物叢を採取し、それを無菌マウスに移植すると、人工甘味料を与えたマウスから微生物叢を移植されたマウスのほうが、砂糖を与えたマウスから微生物叢を移植されたマウスより血糖値が高かった。三つ目として、人工甘味料を摂取している人びとそうでない人では、腸内細菌科の細菌や、デルタプロテオバクテリア綱の細菌、放線細菌門の細菌の腸内濃度が違うことがわかった。そして、健康で人工甘味料を使用していない五人の男性と二人の女性が観察された。被験者たちは、FDAが定める最大摂取量のサッカリンを六日間与えられた。七人のうち四人は「異常なグルコース反応」を示したが、三人は異常を示さなかった。異常なグルコース反応を示した四人では、腸内細菌の変化も見られた。

まとめると、この論文で報告されていたのは次の四つの研究だ。まずは、短期間、腸内細菌について調べたマウスの二件の研究（またもやマウス!）。あとの二つは人間を対象とした研究で、一つは、人間の腸についておこなった比較的小規模な横断分析。ただしこの横断分析では、BMI（やせているか標準か太りすぎかの判断に用いられる体格の指標）以外の要素については調整されなかったようだし、いずれにせよこの分析からは因果関係を立証できない。また、解釈するのも難しい。なぜなら、人工甘味料を摂取している人びととそうでない人びとには、ＢＭＩ以外にも、分析で調整されなかった要素に違いがあるかもしれないからだ。人種が異なる、食事内容が異なる、喫煙率が違う、飲酒の習慣が異なる、年齢が異なるなど、異なる点はいろいろありうる。人間を対象としたもう一つの研究は、七人を一週間追跡した前向き研究である。一週間にわたって七人を追跡しているにせよ、対照群が設定されていなかったので、サッカリンの摂取と糖尿病の因果関係について、この研究からは何もわからない。私に言わせれば、「冗談じゃない」だ。この研究は被験者があまりに少ないうえ、比較対象がきちんと設定されていなかった。私の考えでは、この論文で報告された研究の結果については、追跡調査や研究を続ける価値はあるが、現時点での結果からは、人工甘味料が長期的に人間に及ぼす影響については何もわからない。

さらにこの研究では、人工甘味料と代謝性疾患の関連を調べているが、その方法にも多くの欠陥がある。人工甘味料が腸内細菌にどんな影響を与えるのか、誰も知らない。アスパルテームとスクラロースとサッカリンはまったく異なる分子なのに、なぜ腸内細菌に似たような変化を引き起こしたのかもわからない。それに、腸内細菌の相互作用が人間の健康にどう影響するのかもよくわかっていない。こうした疑問に答えようとする興味深い説はいくつか提示されてきたが、人工甘味料が糖尿病を引き起こすことを裏づける決定的な科学的根拠はない。

人工甘味料は糖尿病を引き起こすとするこれらの根拠薄弱な説に加えて、人工甘味料は体重過剰や肥満を招くという主張もなされている。これが本当なら、減量の手段として人工甘味料に頼ってきた多くの人には特に悪いニュースだ。だが、はたしてそうだろうか？

糖尿病に関する主張と同じく、肥満については、研究に基づく根拠がいくらかある。たとえば、『オビーシティ』誌に二〇〇八年に発表された研究では、三六〇〇人以上を対象に、ダイエット飲料の摂取と体重の関係が七〜八年にわたり観察され[27]、被験者がダイエット飲料をたくさん飲むほど、太るリスクが高いことが見出された。察しがつくように、メディアはこの研究結果を、「ダイエット飲料を飲むと、やせるどころか太る可能性がある」と報じた。

こうした研究は、ちょくちょく現れる。それこそ、私が本書の草稿を提出する数日前にも、新たな研究が発表された[28]。それも、『オビーシティ』誌に載った前述の研究のように大きなニュースになった。この新しい研究では、一四五〇人以上が約一〇年間にわたり追跡調査され、低カロリー甘味料を摂取していた人びとのほうが、そうでない人びとよりＢＭＩが高く、ウエストが大きく、腹部の脂肪が多いことが見出された。

いま見たような研究では、低カロリー甘味料にとって非常に不利に思える結果が得られ、低カロリー甘味料への期待を真っ向から裏切る主張がなされているので、報道価値がきわめて高いと思えるかもしれないが、こうした研究には大きな問題が一つある。それは**逆の因果関係**として知られているものだ[29]。逆の因果関係とは、本当はあること（Ａ）が別のこと（Ｂ）を引き起こすのに、観察者が原因と結果を取り違えて、ＢがＡを引き起こすと思ってしまうことである。たとえば、ダイエット炭酸飲料を飲むことは、体重過剰と関連しているように見える。そのため、ダイエット炭酸飲料を嫌う人は、ダイエット炭酸飲料が肥満の原因だと早とちりするかもしれない。だが、太っているからダイエット炭酸飲料を多く飲むようになるという可能性もあるのだ。むしろ、そのほうがおおいに納得がいく。太っている人はダイエットをする傾向があり、そういう人はダイエット炭酸飲料を飲む可能性が高いからだ。

逆の因果関係は、あらゆる観察研究の大きな落とし穴になりうるもので、単に研究を繰り返すだけでは克服できない。観察研究では何かと何かに関連があることを見抜ける可能性があるが、観察研究からは、因果関係の矢印がどちらに向いているのかはわからない。ダイエット炭酸飲料を飲んだから太るのか、太っているからダイエット炭酸飲料を飲むのか？　観察する者は――研究者も一般市民も同じく――しばしば、どちらの因果関係が正しいのかについて先入観を持っていることがあり、観察している状況の説明として、自分の先入観に沿った仮説をでっちあげ始める。たとえば、ダイエット炭酸飲料を飲む人は、それで減らしたぶん以上のカロリーをほかのものから摂取してしまう、という仮説を立てる科学者もいる。また、ダイエット炭酸飲料は腸内の微生物叢を変えるので、消化機能が変化して体重が増える（あるいは糖尿病などの病気が起こる）と主張する科学者もいる。はたまた、ダイエット炭酸飲料に含まれる人工甘味料は、脳をだまして体にインスリンを分泌せよという命令を出させるので、脂肪の貯蔵や体重の増加につながると言う科学者もいる。観察研究の結果は、これらのどの説についても、正否を証明することはできない。観察研究は科学者がもとから持つ信念を強めるばかりで、肝心の因果関係について理解を深めることはない。

人工甘味料を支持する根拠

体重に対するダイエット炭酸飲料の本当の影響を知りたければ、被験者の食事を実際に変えて結果を測定したランダム化比較試験を見る必要がある。たとえば二〇一二年、カロリーを含む飲料の代わりにノンカロリー飲料を用いれば減量につながるかどうかを調べた試験の結果が発表された[30]。その試験では、ノンカロリー飲料に減量効果が認められた。ノンカロリー飲料を飲み始めた被験者たちでは、体重の二〜二・五パーセントが減った。減量効果の大きさは、人工甘味料入りのノンカロリー飲料の代わりに水を飲んだ被験者たちとほぼ同じだった。この科学的根拠――ダイエット炭酸飲料を飲むと減量に役立つ――は、前述した観察研究のみから人工甘味料は肥満を招くという考えを固めていた人には、きっと驚きだろう。

あらゆる研究を総合して検討すると、人工甘味料の使用を支持する根拠の説得力がさらに増す。『アメリカン・ジャーナル・オブ・クリニカル・ニュートリション』誌に二〇一四年に発表されたメタ分析では、人工甘味料入りの飲料の摂取と体重の関係を調べたすべてのランダム化比較試験と前向きコホート研究を検討している[31]。検討対象のコホート研究では、ダイエット飲料の摂取と高いＢＭＩのあいだに有意な関連が見出されていた（コホート研究では、物事同士に関連があることしかわからず、逆の因果関係が問題になりうることを思い出してほしい）。だが、ランダム化比較試験（ほとんどの場合、コホート研究より優れており、因果関係がわかる）では、ダイエット飲料の摂取によって体重やＢＭＩ、ウエストが有意に減ることが示された。

特定の食品や栄養素が危ないと言いたい人びとは、自説を支持する単独の研究だけを選び出すことが多い。栄養研究では、この話題がよく挙がる。自分にとって有利な情報は必ず見つかるのだ。ただし、そのような情報の価値は、みな同じではない。人工甘味料に反対する人がラットの研究を持ち出してきたら、ほとんどの場合、私はそれをまったく考慮に入れない。なぜなら、人工甘味料は人間を対象にしても容易に研究できるし、そもそも、動物を用いた研究には、人間の健康に関する結論を引き出すという点で限界があるからだ。たとえ人間でおこなわれた研究でも、プロセス指標（一時的な酵素濃度など）を調べた研究は、体重の増減について調べたランダム化比較試験より価値が低い。さらに、すべてのランダム化比較試験を総合して検討すれば、単独の試験よりはるかに信頼できる根拠が得られる。糖類と人工甘味料について言えば、科学的根拠はきわめて強固なのだ。つまり、糖類のほうが人工甘味料よりはるかに健康に悪いのである。

まとめ――別に毒ではないが量には注意

人工甘味料は毒だと信じきっている人がいる。それだと話は終わりだ。私――ましてや食品会社――が何を言っても、彼らの考えを変えられないだろう。二〇一五年、ペプシコ社はアスパルテームの安全性を訴えるPR作戦をとうとう断念し、アメリカで販売するダイエットペプシにアスパルテームを入れるのをやめてスクラロースに置き換えると発表した。理由は？　アメリカでのダイエットペプシの販売量が落ちており、同社は顧客調査を通じて、ダイエットペプシ離れの理由の一位がアスパルテームであることを知ったのだ。だが皮肉とも言うべきことに、ペプシコ社はダイエットペプシの件を発表した翌年、「ダイエットペプシ・クラシック・スイートナー・ブレンド」を発売すると発表した。想像がつくように、それにはアスパルテームが入っている。どうやら人工甘味料のファンには、人工甘味料の味の違いがわかるようだ(32)〔スクラロース入りになったダイエットペプシの人気は低迷していた〕。

食品をめぐるさまざまな通説と同じく、人工甘味料に関するよくある誤解は、正当な理由ではなく感情に根差している。特に感情が不安や反感の場合には、その傾向が強い。本章の冒頭で述べたように、私がこれまでにオープンにしてきたことのなかで、わが子にダイエット炭酸飲料を飲ませているという発言ほど非難を招いたものはない。子どもにダイエット炭酸飲料を飲ませているとは、夢にも思わなかった。あのコラムがそれほどの怒りを駆り立てるとは、私は自分が悪い親だとは思わないが、そう思う人もいるようだ。だがたまげたのは、「ダイエット炭酸飲料」の炭酸飲料の部分よりダイエットの部分――つまり人工甘味料――に対する反対論のほうが強そうなことだった。

私の友人にも、この非科学的な偏見を持っている人がいる。加糖炭酸飲料を飲みたがる友人もいるし、加糖炭酸飲料を飲むのを、たまに楽しむ美味なドリンクだと称賛する友人さえいる。だが彼らは、私の子どもたちがダイエット・コークを飲んでいるのを見ると、つい軽蔑の目を向けてしまう。

いったいどうなっているのか？　私の子どもたちは、野菜をたくさん食べる。加工されていない食品をたくさん食べる。水をたくさん飲む。ときどき――毎日ではなく週に二、三回――、ほしがればダイエット炭酸飲料を飲ませる。ときどきはデザートも許している。「ほどほどに」という方針はうまくいっているようで、子どもたちはみなすくすく育っている。

人工甘味料を非難したければ、いくらでも非難すればいい。だが、厳密な研究を見た限りでは、人工甘味料についての結論はまだ出ていない。だが、「本物の」甘味料である糖類には、「疑わしきは罰せず」という原則は当てはめられない。疫学的根拠からは、糖類の摂取と死亡に相関――念のために言えば因果関係ではないが、否定しようがない関係――があることが示唆される。一方、人工甘味料については、そのような相関は認められていない。さらに、人工甘味料はカロリーゼロだが、添加された糖類はカロリー以外に栄養がほとんどない空《エンプティ》のカロリー源だ。加糖飲料では満腹感は得られず、エネルギー摂取量が増えるだけだ。どうしてそれがよいのか？

言うまでもなく、炭酸飲料は必需品ではない。ビールやスコッチウイスキー、チーズステーキ、ピザ、アップルパイだって必要ではない。だがじつのところ、私はこれらが大好きなので、ときには口にしたい。水しか飲まない人もいる――彼らの健闘を祈る――が、そんな人はほとんどいないだろう。私もごめんだ。もちろん、ダイエット炭酸飲料を飲みすぎる人もいるし、飲みすぎは体によくないかもしれない（かもしれないを強調しておく）。だが、ヘルシーとされる代替食品の多くと比べて、ダイエット炭酸飲料はかなり安全な選択肢のように思える。

私は小児科医として、ジュースや炭酸飲料、牛乳の飲みすぎで体重の問題を抱えている子どもを数多く診察している。そうした子どもたちにまず指導するのは、エンプティカロリーである加糖飲料をやめことだ。だが、代わりに水を飲ませるのはとても難しいことが多い。だから、少なくとも手始めとして、加糖飲料を糖類不使用のレモネードに切り替えてもらうことができれば、子どもたちの毎日の摂取カロリーから何百キロカロリーも減らせる。

要は相対的な問題だ。ダイエット飲料と加糖飲料のどちらかを選ばなくてはならないのなら、私はダイエット飲料を選ぶ。添加糖類の摂取は健康に悪い可能性がきわめて高い。だが、人工甘味料の摂取による悪影響はなさそうだ。ということで、私はわが家の子どもたちがダイエット炭酸飲料を飲んでもいいことにしている。ダイエット炭酸飲料は加糖炭酸飲料よりよいと考えるからだ。

第9章 うま味調味料――単なる体験談から炎上

私が食べないものはほとんどない。だが、妻と出会って、彼女が手をつけようとしない食品が数えきれないほどあることを知った。それで、私が望んでいたよりも外食が難しくなった。私たちがシアトルに五年間住んでいたとき、妻はシーフードを食べようとしなかった。彼女は、サーモンや寿司のほか、さまざまなシーフード料理を食べる機会を逃してしまったのだ。シアトルの前にはフィラデルフィアに住んでいたが、妻が外食でバーベキューチキンか曖昧な「アジア風」サラダ以外のものを食べたことは、はたしてあっただろうか。

そのうちに、妻の好みはずいぶん広がった。今では、町のおもしろそうなレストラン探しは妻が頼りだし、彼女がとりわけ外国の食べ物に関心を寄せるようになったので驚くばかりだ。妻が食べてみようともしない食品は、ほぼない。だが、今でも拒み続けているものが一つある。グルタミン酸ナトリウムだ。

グルタミン酸ナトリウム、略してＭＳＧは、食品の味を引き立てる化合物である。アジア料理では欠かせない調味料だ。入れると料理がうまくなるが、とかく軽蔑されがちな調味料でもある。ＭＳＧは往々にして、健康科学のテーマというより陰謀説のテーマになってきたようだ。世間は全般的にＭＳＧを怪しんでおり、不信の念は科学的根拠や研究では揺るがないように見える。これは、ワクチンで起きた状況と同じだ（近ごろではワクチンが自閉症の原因だと考えている人が多くいる）。それに、人工甘味料で起きているのと同じ状況でもある（前章で説明したように、人工甘味料はがん、肥満、糖尿病などを招くとして非難されている）。だが、ＭＳＧの反対論はものすごいとしか言いようがない。

この話が信じられないなら、インターネットで「ＭＳＧ」を検索してみてほしい。その際、ＭＳＧと、社会に蔓延する健康問題の名称を組み合わせて検索してみよう。どんな問題を選んでもかまわない。自閉症でも、肥満、アルツハイマー病、注意欠陥多動性障害（ＡＤＨＤ）でもいい。検索すれば、ＭＳＧが何らかの形でその問題に寄与していると主張するウェブサイトへのリンクがいくらでも出てくるだろう。

医療がらみのほかの陰謀説と同じく、ＭＳＧの陰謀説も、覆したり一掃したりすることはできないかもしれない。それは、ワクチンと自閉症のつながりをめぐる通説で見たとおりだ。ワクチンと自閉症に関連があると言われるようになったきっかけは、権威ある医学誌『ランセット』に発表された症例シリーズだった。(1) この研究には多くの欠陥があり、あとで同誌によって論文は撤回された（撤回はめったにないことだ）。のちの調査により、その研究論文で自閉症と報告された子どもの多くが、実際には自閉症ではなかったことがわかった。また、論文ではワクチンによって自閉症につながる腸管の炎症が出たとされていたが、実際には多くの子どもで、ワクチンを接種される前からその症状が認められたこともわかった。(2) 日付や検査結果が改竄《かいざん》されていたし、その研究を委託して資金を提供していたのはワクチン製造業者に対する訴訟を計画している団体だった。調査結果を掲載した『イギリス医師会雑誌』の編集者たちは、その論文全体が「デタラメ」だったとして世間の動揺を抑えようとした。だが、焼け石に水だった。魔物が外に出てしまったが最後、その主張を否定する研究がいくら発表されてもどうにもならなかった。ワクチンに対する不安が世間の意識に根づいてしまっており、事実を明らかにしようとする試みは、ほとんど逆効果に終わった。(3)

食品業界では、今でも多くの加工食品でMSGが使われている。アジア料理で使われていることは言うまでもない。だが、企業はそれが簡単にはわからないようにしている。消費者が警戒しているのを知っているからだ。MSGが使われている食品の多くは、健康に悪いとされているものだ。すると、人びとはMSGをそのような食品と結びつけるので、MSGも健康によくないと信じ続ける。だがそれは違う。MSGはおいしさと結びつくものだ。さらに、MSGの主成分──グルタミン酸という有機化合物──がなければ、あなたは生きることも本書の言葉を読むこともできないだろう。

だがあいにく、ＭＳＧを構成するこの「化学物質」の体内における役割を認識している人は、あまりにも少ない。それどころか、多くの人は「化学物質」と聞いたとたん、ＭＳＧについて安心感を与えてくれる科学的根拠にまったく耳を貸さなくなる。だが、グルタミン酸が化学物質だという理由だけでは、それが健康に悪いということにはならない。結局のところ、私たちが口にする食品のうち、化学物質でないものなどあるだろうか？

「化学」というだけで反対運動に

私たちが摂取するものはすべて、水さえも化学物質だ。だから、「化学物質」という言葉だけで、ＭＳＧを敬遠すべきではない。それに、「自然ではない」からという主張を聞いても、そうすべきではない。たとえば、ボツリヌス毒素（ボツリヌス中毒を引き起こすタンパク質）をはじめ、まぎれもないいろいろな毒は自然に存在するものだが*）、そのどれも口に入れないほうがいい[4]。

だが、すべての人が、化学物質といっても多様な側面があるという見方をしているわけではない。栄養学界には、商品の食品に化学物質を入れているとして外食チェーンや食品メーカーを攻撃することで有名になった人物がたくさんいる（そして大金を稼いでいる）。よく知られているのが、「フード・ベイブ（Food Babe）」というブログを運営するヴァニ・ハリだ。

ハリは最近、食品添加物のカラギーナンを商品に入れているという理由で、食品会社を攻撃した。(5) カラギーナンは、食品にとろみをつけたり食品をゼリー状にしたりするために用いられる。カラギーナンの件は、人びとが食品中の化学物質を攻撃するやり口を理解するのにもってこいの例だ。彼らの非難は、特定のパターンをたどる傾向がある。

まず、二〇一四年八月にハリは、動物実験を引用している報告書へのリンクをブログに張った。(6) それらの実験では、マウスなどの動物に大量のカラギーナンを与えた結果、腸の病変やがんなどのさまざまな問題が生じた。本書を通じて示してきたように、何かが動物で起こったというだけでは、それが人間でも起こるということにはならない。だが、そんなことは、ハリの記述からはわかるまい。

さらに、ハリは人間を対象とした研究をいくつか引用した。それらの研究では、カラギーナンを食べた人びとは、糖尿病や過敏性腸症候群などの病気になる可能性が高いことを示していた。だが彼女は、これらの研究がほとんどの場合、症例対照研究か後ろ向きコホート研究だったという事実にはいっさい触れなかった。本書の「はじめに」で述べたように、症例対照研究や後ろ向

＊ほかにどんな毒があるか？　破傷風毒素、ジフテリア毒素、メチル水銀、シアン化物、ヒ素、ベラドンナの毒……例を挙げれば枚挙にいとまがない。

きコホート研究にはバイアスが入りやすいし、それらは観察研究なので、（実験研究とは違って）証明できるのは相関関係のみであり、因果関係は証明できない。ハリは、世界保健機関（WHO）やアメリカ研究評議会がカラギーナンを発がん物質に分類したことも指摘した。だが、肉やコーヒーの章で見たように、WHOは物質をほとんど何でもかんでも、がんを引き起こす可能性があるものに分類してきた。[7] じつは、WHOはカラギーナンを「グループ2B」、つまり「発がん性の疑いあり」に指定したのだが、このカテゴリーにはピクルスも入っており、最近までコーヒーも入っていた。

もしハリの作戦に聞き覚えがあるのなら、科学界や栄養界の関係者が、人工甘味料や肉など、「悪者」にされた食品を攻撃してきたときのやり方に似ているからだろう。それは、恐怖を煽って人びとに特定の食品をあきらめさせる方法であり、確実に世間に影響を及ぼすことができる。

食品に含まれる化学物質をめぐる戦いでは、またしてもヴァニ・ハリが主役を演じた有名な例がもう一つある。二〇一四年、化学物質反対活動家たちが、怒りの矛先をサブウェイのサンドイッチに向けた。[8] サブウェイのパンに、アゾジカーボンアミドという食品添加物が含まれていることが明らかになったのだ。アゾジカーボンアミドは、小麦粉の漂白剤および生地の調整剤として使われている。言い換えれば、アゾジカーボンアミドを入れると、パンがより白くなり、食感もよくなるのだ。

しかし、アゾジカーボンアミドの用途はほかにもある。アゾジカーボンアミドは加熱されると分解し、窒素、二酸化炭素などのガスを放出する。この物質を添加すると泡が形成されるので、製品に弾力性や反発性を付加することができる。たとえば、ビニルフォームに加えれば、できた発泡体を用いてヨガマットを作れる。想像がつくように、ハリや強硬な化学物質反対者は、アゾジカーボンアミドのこの用途に照準を合わせてサブウェイを攻撃した。サブウェイのサンドイッチを食べたらヨガマットを食べているようなものだと主張したのだ。(9) 誰がそんなことを望むというのか、と。

多くの機関が、低濃度のアゾジカーボンアミド、なかでも食品に用いられるアゾジカーボンアミドは安全だと判断している。だが、そんなことは活動家たちにはどうでもよかった。アゾジカーボンアミドは化学物質なのだから追放しなければならなかったのだ。サブウェイが屈服してアゾジカーボンアミドの使用をやめると、多くのファストフードチェーン店もサブウェイに倣った。どの店も、パンをヨガマットから作っているなどという悪評を被りたくなかったからだ。

ある物質に工業用の用途があるからというだけで、それを食べることができないということではない。たとえば、トウモロコシはエタノールの原料となり、製造されたエタノールはガソリンに混ぜて車の燃料にすることができる。それでもトウモロコシが危険なわけではないし、トウモロコシをかじっても、ガソリンを食べていることにはならない。もう一つ例を挙げれば、私は最近、ブドウ糖からディーゼル燃料やポリエステルを作ることに関する有望な研究について、多くの記事を読んでいる。しかし、ブドウ糖からポリエステルを作れるとしても、ブドウ糖を食べたら布のパンツを食べているということにはならない。どんな化学物質も——はっきり言えば、どの物質も——使い道は一つとは限らないのだ。

ＭＳＧについて言えば、社会全体としてこの事実を考慮することができないのは困ったものだ。なぜなら、ＭＳＧ——少なくともその主要な構成成分であるグルタミン酸——は、文字どおり生命の物質だからだ。

グルタミン酸は生き物に必須

人間は五つの基本味を認識できる。人間はそれらを知覚できるように進化したので、どの食物が体によく、どの食物が有害な可能性があるのかを区別できる。甘いものは、私たちが生きるためのエネルギーを十分に得られるように、炭水化物を体内に取りこむ気を起こさせ、塩辛いものは、体の水分バランスを維持できるように、十分なナトリウムを摂取する気を起こさせる。酸味はよい場合も悪い場合もあり、食べ物がいつ食べごろなのか（熟しているか）、いつ食べごろでないのか（腐っているか）を見極めるのに役立つ。苦味はほとんどの場合、あるものが体にとってよくない、もしかしたら有毒でさえあるかもしれないという警告だ。そして、五番目の味で最も誤解されているのが、うま味である。

「うま味」という言葉は、「おいしい味わい」を意味する日本語に由来する。うま味の土臭いながら豊かな味わいは、肉汁や魚醤、さまざまな発酵食品ではっきりとわかる。うま味を感じる能力は、タンパク質を十分に摂取しているかどうかを人体が察知できるように発達した可能性が高い。MSG単独の味はむしろ奇妙——すこし塩辛く肉っぽい味——だが、ほかの味と組み合わさると魅惑的な味に変わる。

舌の上の、うま味に反応する受容体はグルタミン酸を認識する。グルタミン酸はアミノ酸の一種で、人体のすべてのタンパク質はアミノ酸からできている（よりくわしい話は、このあとすぐ）。グルタミン酸はトマトやチーズ、さまざまな海草にも含まれている。グルタミン酸にナトリウムがイオン結合すると、グルタミン酸ナトリウム、つまりMSGになる。

意外かもしれないが、MSGの主要な構成要素は、自然に存在する物質のグルタミン酸であり、どこかのマッドサイエンティストが作り出した有毒物質ではない。そればかりか、グルタミン酸は私たちが生きるために不可欠でもある。

これから少しのあいだ、まじめな科学の話をしたい。だが、それは化学物質がどれほど不当に悪者扱いされてしまうのかを示す最適かつ重要な例だ。まずは、MSGの主要な構成要素であるアミノ酸が私たちの生存そのものに欠かせないことから説明しよう。

私たちの体をつくるタンパク質は、生命活動を支える中心的な物質だ。タンパク質はアミノ酸が連なってできており、このアミノ酸の並び方を決める情報が、DNAに暗号で書きこまれている。

体が必要としたり用いたりするタンパク質は一つ残らず、アミノ酸からつくられる。アミノ酸の種類はわずか二〇種類で、そのうち九種類は「必須アミノ酸」と呼ばれる。なぜなら、体でつくり出すことができないからだ。言い換えれば、生きていくためには必須アミノ酸を食べなくてはならない。あとの一一種類は、体内で合成できる（だからといって、必須アミノ酸より重要性の度合いが低いわけではない）。グルタミン酸は体内でつくられるアミノ酸の一つだ。グルタミン酸から水素原子が一つ失われると、グルタミン酸イオンになる。グルタミン酸とグルタミン酸イオンは、基本的に同じものだ。

グルタミン酸などの一部のアミノ酸は、大きなタンパク質の構成要素というだけでなく、ほかの役割も担っている。たとえば、グルタミン酸は細胞がエネルギーを生み出すメカニズムの鍵を握っており、このメカニズムがなければ、私たちの知っているような、酸素に依存する生き物は死んでしまう。グルタミン酸は、体が老廃物を尿に排泄する際にも主要な役割を果たすし、脳内で情報を伝えるために神経細胞《ニューロン》が用いる主要な神経伝達物質の一つでもある。

グルタミン酸がなければ、考えることや排尿することはおろか、生きることもできないだろう。この化学物質は、はっきり言って生存に絶対欠かせない。だから、ＭＳＧに含まれている「もの」は健康に悪いとあなたに言う人がいたら、その人は思い違いをしているか、単にグルタミン酸のことを何も知らないだけだ。

いずれにせよ、グルタミン酸は健康に悪いなど、冗談にもならない。大のＭＳＧ嫌いも、グルタミン酸を毎日摂取している。それは、グルタミン酸がすべてのタンパク質に含まれているからだ。グルタミン酸は私たちが食べるタンパク質にも含まれており、体が必要とするグルタミン酸のほとんどは、食品中のタンパク質が消化によって分解されることで得られる。一部の食品には、タンパク質の構成要素ではなく単独で存在している「遊離」グルタミン酸も含まれている。たとえば、発酵食品中には遊離グルタミン酸の量が多い。そもそもグルタミン酸は、遊離グルタミン酸がもとから含まれている食品から一九〇八年に初めて単離された。

日本食でよく使われる種類の海藻に、遊離アミノ酸が大量に含まれていることがわかったのだ。一九〇八年、池田菊苗《いけだきくなえ》という科学者が苦心の末、昆布からグルタミン酸を抽出した。だが、それは大量の液体としてであり、容易には小さく包装できなかった。グルタミン酸を安定化させるため、池田はそれをナトリウムと結合させて固体にした。それが、MSGことグルタミン酸ナトリウムの発明だった。

今日では、池田の発明した方法よりも簡単にMSGを製造できるようになった。コリネバクテリウム・グルタミカムという細菌が、さまざまな植物を食べブドウ糖を摂取し、老廃物として純粋なグルタミン酸を作り出すのである。なお、MSGは化学工場で製造されるわけだが、根底にあるプロセスは完全に「自然のもの」だ。これらの細菌が魔法のような働きをしたあと、培養液を濾過して細菌を取り除き、グルタミン酸の含まれる濾液を精製し、ナトリウムを加えて結晶化させると、古きよきMSGができあがる。

ＭＳＧの大量製造法は、開発にしばらく時間がかかったが、一〇年以内に確立された。グルタミン酸を含む食品がアジアで幅広い人気を博していたように、ＭＳＧ（食卓塩のように容器に詰めることができる）の利用もアジアで広がった。だが、ＭＳＧに備わっている魅力、というよりそれがつくり出す基本味は、アジアだけでなく世界中で認められつつある。昨今では、欧米のどの都市でも、人気のレストランに行けば、接客係や食事の相手から、うま味は大事だという話を聞かされるだろう。ニューヨーク市には「ウマミバーガー」というレストランまである。このレストランが出すハンバーガーのうま味は、たいてい「自然の」グルタミン酸に由来する。それは、この化学物質を比較的大量に含む食材に由来するということだが、食材中のグルタミン酸はＭＳＧのグルタミン酸と何ら変わらない。

だとしても、ウマミバーガーにいる上流の客たちに、あなたがたが食べている値段の高い「すべて自然の」ハンバーガーのうま味は基本的にＭＳＧのうま味と同じだし、ハンバーガーに含まれているアミノ酸とＭＳＧに含まれているアミノ酸は同じだと伝えたところで無駄だ。もう遅い。

中華料理店症候群——風評被害

ＭＳＧは、アジアでは比較的早く主要な調味料の仲間入りをしたが、アメリカに上陸するには時間がかかった。ようやくアメリカの加工食品に使われ始めたのは、太平洋の向こう側で初めて商品化されてから四〇年あまり経った一九五〇年代になってからだ。ＭＳＧは、健康によくない食品に入れられただけではなかった。缶詰め野菜やトマトソース、スープなど、いろいろな食品に加えられた。ベビーフードにも使われ始めた。赤ちゃんがＭＳＧをどう思ったのかは知りようがないが、アメリカの料理人や消費者は、料理に入れられたＭＳＧの味を気に入ったようだ。この時代に書かれた料理のレシピを探してみれば、ＭＳＧを使うレシピが少なくとも一つは見つかるだろう。

　しかし、時代が変わりつつあった。人工甘味料に対する懸念が高まってきたことや、がんを引き起こすという（誤った）認識（第8章を参照）に基づいて連邦政府が人工甘味料を禁止したことが、食品中の「化学物質」に対する激しい反発につながったのだろう。ＭＳＧは、この集団ヒステリーに巻きこまれたのかもしれない。

　一九六八年、医師でもあるアメリカ国立生物医学研究財団の上級研究員が、『ニューイングランド・ジャーナル・オブ・メディシン』誌に「中華料理店症候群」というタイトルの短報《ショートレター》を発表した[10]。その医師は、中国からアメリカに移住して数年で、中華料理店、特に彼いわく「北部中国料理」を出す店で食事をしてから一五～二〇分後に、いくつかの症状が出ることに気づいたという。症状は、首のうしろ側から腕や腰に広がるしびれ、身体虚弱、動悸《どうき》などだった。彼は、必ずしもこうした不調の原因がＭＳＧにあると述べたわけではなかったが、このような問題に気づいた人がいないかと問いかけた。

どう見ても、問題を認識していたのは、この医師だけではなかったようだ。『ニューイングランド・ジャーナル・オブ・メディシン』誌に反響が殺到した。翌月、『ニューヨーク・タイムズ』紙が「中華料理店症候群に医師らが当惑」という記事を掲載して、この論争に加わった。[11]その記事を読めば、執筆者は中華料理店症候群に疑いを抱いていた別の医師だとわかるだろう。だがありがちなことに、MSGを危険視する考えに懐疑的な記事が多かったにもかかわらず、うわさがうわさを呼び、MSGは危ないという信念が強まった。[12]実際の話、『ニューヨーク・タイムズ』紙の記事を今日、引き合いに出す多くの人が、それを拠りどころとして中華料理店症候群に関する主張を支持する。また、中華料理店症候群は、一九六〇年代後半から七〇年代のアメリカでの「異国の人や物」に対する人種差別や不信感に根差している部分もあると考える人も多い。[13]ちなみに、『ニューヨーク・タイムズ』紙は約一〇年後に出した記事の見出しで、中華料理店症候群を「あのワンタンスープの厄介な問題」と称した[14]（これが私の作り話だったらどんなによかったか）。

理由はどうあれ、まず一九六〇年代後半に注目されたことでMSGの研究がさらにおこなわれたが、結局はMSGの健康リスクをめぐる憶測が煽られただけだった。例の短報が『ニューイングランド・ジャーナル・オブ・メディシン』誌に掲載されてから一年後の一九六九年、MSGのマウスに対する影響を調べた研究が『サイエンス』誌に発表された。[15]その論文では、MSGを注射されたマウスで壊死性脳病変や神経内分泌障害が生じ、肥満も認められたと報告された。

特定の食品に対する世間の正気は、多少の科学的資料、障害を起こした数匹のマウス、数本のニュース記事さえあれば失われる。人工甘味料の場合もそうだったし、ＭＳＧでもそうだった。一九六九年の研究では、ＭＳＧはマウスの口から摂取されたのではなく（人間はＭＳＧを口から食べるのに）、皮下に注射されたが、そんなことはどうでもよかった。試験でマウスに注射されたＭＳＧの量が、マウスよりゾウにふさわしいものだったということも問題にされなかった（最近で言えば二〇〇二年、一日に二〇グラムのＭＳＧをラットに最長で六カ月食べさせることで、ラットの目に障害が起こることが示された[16]。しかし人間が食べる量は、はるかに少ない。アメリカ人の平均摂取量は一日に約〇・五グラムであり、一回の食事で食べる量として最も多い場合でも数グラムだ[17]）。それに、ＭＳＧは長らく人間の食べ物に入っていたにもかかわらず、齧歯類《げっしるい》で観察されたような有害作用が人間で認められていないということも考慮されなかった。症例報告――あらゆる科学的根拠のなかで最も質が低いもの――が火に油を注いだ。ホームドラマ型西部劇の『ボナンザ』に出演した有名スターのローン・グリーンが、中華料理店で食事をしたあとに気を失って四日間入院したのだ[18]。その理由は誰にもお見通しだった。ＭＳＧは毒であり、排除されるべきものになった。

　そして社会はＭＳＧを排除した。栄養の専門家たちがラルフ・ネーダーなどの消費者活動家とともに連邦議会に赴き、ＭＳＧをベビーフードから取り除かなくてはならないと主張した。まさか子どもの食べ物に毒を入れるつもりはないでしょうね、というわけだ。一九六九年後半にはほとんどのベビーフードメーカーが降伏し、商品にＭＳＧを使用するのを自主的に取りやめた。じつは、ほかの調味料（人工甘味料など）とは違い、食品医薬品局（ＦＤＡ）は、ＭＳＧが「安全だと一般に認められる」わけではないという判断を一度もしなかった。つまり、ＭＳＧの排除は企業の自主的な取り組みによるものだったのだ。だが、当然ながらこの動きは、ＭＳＧは危険なのでほかの食品からも排除すべきだという考えを強めたにすぎなかった。

おもしろいことに、このＭＳＧをめぐる攻防が続いていたときに、母乳にグルタミン酸イオン、つまりグルタミン酸が大量に含まれている——粉ミルクや牛乳より多く含まれている——という事実が指摘されることはなかったようだ。[19] 科学者は、母乳にかなり高濃度のグルタミン酸が含まれているのは人類が生物として進化した結果だという仮説を立てた。グルタミン酸のおかげで、赤ちゃんは母乳をとてもおいしいと感じて栄養満点の母乳を十分に飲むようになる、というのだ。それでも、母乳にはあの物議をかもしているベビーフードに含まれているのと同じ物質が入っているので母乳を禁じるべきだ、と提案する者はいなかった。

これらの出来事について唖然とするのは、世間が中華料理店症候群から一足飛びにＭＳＧへと飛びつき、症状の原因が食品に含まれる別のものにある可能性を考えなかったことだ。そもそも中華料理では、ほかの国の料理とは異なる食材が使われる。「中華料理店症候群」という名称を考え出した医師などが中華料理に過敏だった、つまりそれに含まれる何らかの食材にアレルギーがあった、ということもありうるのだ。

たとえば、中華料理にはかなり高濃度のヒスタミンが含まれていることがある。[20] エビや豆腐、さまざまなソースにヒスタミンが含まれているからだ。ヒスタミンは、アレルギー反応のきっかけとなる体内物質だ。中華料理にヒスタミンが多く含まれていると、基本的にベナドリルなどの抗ヒスタミン薬とは逆の作用をもたらす可能性がある。「抗ヒスタミン薬」は体内のヒスタミン経路を遮断し、アレルギー症状を和らげる。逆に、ヒスタミンを多く含む食品を食べると、体はヒスタミンを放出する可能性がある。このような食品がアレルギー様症状を引き起こすことは、ありえないわけではない。

だが、中華料理店症候群の原因としてなされた、こうしたMSG以外の説明は、MSGをめぐる話題でまったく考慮されず、MSGが健康に悪いことを裏づける「根拠」が蓄積されていった。それからの数十年間に、MSGが人間にとって危険なものであることを証明しようとする研究で、無数の実験動物が殺された。大量のMSGが小動物に有害な影響を及ぼすことを示す研究は、探せばいくらでも見つかるだろう。それに加えて、MSGの摂取と人間の病気や身体障害との関連を主張する症例報告、さらには症例対照研究も見つかるだろう。だが、優れた研究――食事に関する判断の際に重要な唯一の種類――からは、異なる話がわかる。

MSGを悪とする研究に一貫性なし

ラットに特定の食品を大量に与えて殺すことはできるが、そうした実験では、その食品を人間が日常の食事の一部として摂取したときにどんな影響があるのかについて、何も証明できない。食品の人間に対する影響の有無や程度について証明するためには、入念に考えて計画を立てる必要があるし、試験をおこなうにしても、人間の被験者に通常の量の食品を摂取してもらう必要がある。

MSGに関する実験研究からは、MSGの人間に対する影響はほとんどないに等しいことが明らかになっている。たとえば、一九九三年に『フード・アンド・ケミカル・トキシコロジー』誌に発表された研究では、七一人の健康な人びとがランダムにグループ分けされ、MSGをそれぞれ〇グラム（プラセボ）、一・五グラム、三グラム、三・一五グラム摂取した。[21] この研究は、被験者が何を摂取しているのかを被験者本人にわからせないようにして実施された。その結果、MSGを摂取した被験者の約一五パーセントが何らかの不快感を報告した。だが、プラセボを摂取した被験者の一四パーセントも同じようなことを報告し、両者の差は有意ではなかった（じつは、この研究をおこなった科学者たちは、多くの先行研究にバイアスがかかっている可能性があることを見出した。というのは、試験で高用量のMSGが用いられると、ひどい味がするからだ。そして、被験者はまずい味のものを食べると、悪いことを報告する可能性が高い）。
数年後、別の実験によって、喘息患者がＭＳＧを食べると喘息発作のリスクが高まるという通念が誤りであることが暴かれた。この研究は一九九八年に結果が発表されたもので、ＭＳＧを一グラムか五グラム、あるいはプラセボを摂取した一二人の喘息患者が追跡された。そして、ＭＳＧが喘息を引き起こさないことが突き止められた。[22]
確かに、それは小規模な研究だったが、さらに規模の大きな試験でも同じ結論が導き出された。一九九九年、『ジャーナル・オブ・アラジー・アンド・クリニカル・イムノロジー』誌に、一〇〇人の喘息患者を対象とするランダム化比較試験の結果が発表された。[23]一〇〇人のうち、三〇人には中華料理店症候群歴があり、七〇人にはなかった。被験者たちはみな、二・五グラムのＭＳＧを与えられた（アメリカ人の平均的な摂取量が一日に約〇・五グラムであることからすれば、これはかなり多い）。こんなにＭＳＧの摂取量が多くても、どちらの群の被験者でも喘息症状は引き起こされなかった。さらに、ＭＳＧに対して過敏だと思っている被験者たちを、そうでない被験者と比べても同じだった。
だが、それでも納得しない科学者や消費者保護運動家もいた。彼らは、ＭＳＧの悪影響を被る人びとがやはり一部に存在しており、先の研究には、こうした人びとが含まれていなかったと主張した。それを受けて研究者たちは、ＭＳＧ論争に片を付ける徹底的な研究をおこなって、二〇〇〇年にその結果を発表した。[24]

その研究では、MSGに過敏症があると訴える一三〇人が集められ、被験者たちは、五グラムのMSGをある日に、そして五グラムのプラセボを別の日に与えられた。その後、（リストにあった一〇種類の）症状のうち、いくつの症状を感じたか尋ねられた。被験者の約三分の二が、どちらの日にも、少なくとも二つの症状を報告した。

被験者たちは、この試験をもう一度受けてほしいと依頼され、七六人がそれに応じた。追加でおこなった試験で、MSGを五グラム摂取した日に少なくとも二つの症状を報告し、プラセボを摂取したときには症状がなかったと報告したのは、わずか一九人だった。思い出してほしいが、被験者の全員が、自分はMSGに過敏だと研究開始時に申告していた。

これらの一九人はその後、同じ試験をさらに二回受けてほしいと言われ、一二人が依頼を受け入れた。追加された二回の実験では、MSGを摂取したときに少なくとも二つの症状があり、プラセボを摂取したときに症状がなかった被験者が、一二人のうち二人いた。ただし症状は一貫していなかったので、MSG以外のものが影響を及ぼしている可能性も残された。

だが、実験はまだ終わりではなかった。MSGに一貫して反応を示し、プラセボには反応を示さなかった二人の被験者は、試験をもう三回受けてほしいと依頼された。二人とも、MSGに反応したのは三回の試験のうち一回だけで、あとの二回では症状は出なかった。

まとめておこう。この研究では、被験者たちが大量のMSGを与えられた――それは、平均的な人が一日に食べる量の約一〇倍に相当するもので、一回の食事で食べる量よりずっと多い。にもかかわらず、被験者たちのＭＳＧに対する反応は、たとえあったにせよ一貫していなかったということだ。

まとめ――グルタミン酸はおいしいし不可欠

グルタミン酸は、料理をおいしくするだけではない。生きるために不可欠だ。グルタミン酸を摂取するためにＭＳＧを食べなくてはならないわけではないが、ＭＳＧが健康に悪いことを裏づける確かな科学的根拠はない。それなのに、なぜわざわざ避けるのか？

私は毎週、とあるゲームのグループで遊ぶ。＊ 参加者のなかには、みんなが楽しめるようにと、ビールのほかにスナックを差し入れてくれる人たちがいる。スナックの多くは、世界のいろいろな国の食品を扱うマーケットで購入されたものだ。ときには、ひどい味のスナックもある。だが、悶絶するほどおいしいものもある。ＭＳＧが入っているおかげということも少なくない。

最近、メキシコの食品会社が作っている「タキス」というスナック菓子を食べた。タキスはトルティーヤ・チップスを丸めたようなもので、スナック菓子の「ドリトス」がチューブ型になっ

＊そう、私は今もロールプレイングゲームの『ダンジョンズ＆ドラゴンズ』をプレイしている。息子たちもだ。まだビールは飲めないが。

たような感じだ。ＭＳＧたっぷりのタキスの味を言い表すのは難しい。タキスをかじると、圧倒的なうま味が口いっぱいに広がる。文句なしにうまいので、止まらなくなる。味はあとにも残る。タキスについて書いているだけで、唾が出てくる。

私が言いたいのは、アメリカとは違って、ほかの国の人びとはＭＳＧを避けていないらしいということだ。ＭＳＧは、日本や中国をはじめ、アジア諸国の料理で広く用いられている。メキシコ発の、あのスナックにも入っている。それらの国で、頭痛や喘息、そのほかＭＳＧが嫌われている文化でＭＳＧとよく関連づけられる病気に悩まされている人が極端に多いということを示す科学的根拠はない。ＭＳＧを特に多く食べている人びとが、ＭＳＧを恐れていないのなら、どうして私たちが恐れなくてはならないのか？

第10章 非有機食品――「有機のほうが健康にいい」に根拠なし

フィラデルフィアにいた子どものころ、私がヤギやニワトリを見かけたのは遠足に出かけたときだけだった。だが、インディアナ州に引っ越すと、そのような光景は通学の一部となった。冗談抜きで。毎朝、家を出るとすぐに、柵で囲まれた敷地に行きあたった。たくさんのヤギやニワトリに加えて、ウシも一頭いた。そこは飼育場でもなく、単に誰かの家だった。

農地のそばに住むと、いいことがいくつかある。その一つは、新鮮な農産物や食品を売っている産地直売市場にすぐに行けることだ。インディアナ州に移ってからまもなく、私の家族は「ファームシェア」〔消費者が農産物の代金を前払いし、育った野菜などをあとで受け取る仕組み〕に加入した。毎週、その中心地域に出かけて、有機栽培された果物や野菜、有機飼料で育てられたニワトリの卵が入った箱を受け取ったものだ。おかげでわが家の食習慣はまさに一変した。私たちは、以前よりバラエティ豊かな野菜を食べるようになった。食事には新しい野菜料理が加わり、代わりにパスタやパン、さらには肉の消費量が減った。妻は自分たちが食べているものがどうやって生産されるのかをはるかに意識するようになり、おかげで私たちは、人道的に育てられた未加工の食品をより多く食べるようになった。

だが徐々に、別の基準が忍びこんできた。しばらくすると、家族の口に入る食品はすべて「有機」でなくてはならなくなったのだ。妻のエイミーは、有機食品のほうが健康によいと主張した。有機食品のほうが、栄養価が高いと思っていた。さらに、有機食品のほうが従来型の栽培による食品（慣行食品）より安全だと信じているようだった。

当初、妻がこの基準を当てはめたのは果物や野菜、卵だけだった。私たちが食べていたものはとても質がよかったので、私はとやかく言う気にはならなかった。だがほどなく、妻のこだわりは、地元の農家から直接買うもの以外にも及ぶようになった。どんな食品にも「有機」のラベルを探し始めた。砂糖すら、有機甘蔗糖《かんしょとう》を買い始めた。

こうした有機食品への移行を目にするうちに、私のなかにある科学者の部分が落ち着かない気分になった。だいいち、有機甘蔗糖は通常の甘蔗糖よりかなり値段が高いわけだが、有機甘蔗糖だってショ糖分子にすぎないではないか？　そうでなかったら何なのだ？

私は結婚生活に波風を立てたくなかったので、しばらくは事態を静観していた。だが感謝祭の日、シチメンチョウに添えた非有機のグレイビーソースを妻が食べようとしなかったことで口論になったとき、我慢の限界に達した。私は、妻が信じていることが本当かどうかを確かめるために科学的根拠を調べなければという気持ちに駆り立てられた。それでわかった事実に妻も私も驚き、わが家の食事はかなり根本から変わることになった。言うまでもなく、私たちの結婚は無事だった。一方、すべてを有機食品にするという食事の計画は立ち消えになった。

食品が「有機」であるとはどういう意味か？

「有機」という言葉をよく聞くからには、それには単純明快な定義があるに違いないと思っていた。ところが、アメリカ農務省のウェブサイトにアクセスしてみて、実際にはまるで違うことがわかった。(1) この一見すると単純な用語は、じつのところ恐ろしく複雑で定義しにくいのだ。*

ここで、私にできる精一杯の定義をコンパクトに示そう。農務省によると、有機農産物を栽培する土壌では、植えつけの三年以上前から禁止物質（ほとんどの合成殺虫剤、合成除草剤、合成肥料）を使用してはならない。肥料は、化学合成ではない肥料か、許可されている合成物質でなくてはならない。除草剤や殺虫剤は、自然のものか、許可された合成物質リストに掲載されてい

*連邦行政規則集のサイトに、農務省の「アメリカ有機プログラム」に関する用語の膨大なリストがある（https://goo.gl/W6XhSO）。それを見たら複雑さがわかるだろう。

るものに限定される。種子は有機で、非遺伝子組み換えでなくてはならない。家畜には、三世代前から有機飼料のみを与えなくてはならない。ただし、一部のビタミンやミネラルの栄養補助食品は与えてもよい。牛乳を有機と見なすためには、酪農用の家畜は一年以上有機的に飼育されなくてはならない。病気の家畜は、許可された物質のみで治療する。反芻《はんすう》動物は放牧シーズン中に一二〇日以上放牧されなければならず、飼料の三〇パーセント以上は牧草でなくてはならない。家畜はすべて、年間を通じて戸外に出られるようにしなくてはならない。複数原材料からなる製品の認証については、さらに多くの取り扱い基準や規制が定められている。製品に「有機認証」と表示するためには、原材料の九五パーセント以上が有機であることが求められている。残りの五パーセントは、ほとんど何でもよい（完璧な物などない）。*

一〇〇年前、「有機」は、現在の消費者神話で信じられているとおりの意味だった。消費者は次のように確信できた。自分たちの食品は地元で小規模農家によって生産されており、果物や野菜の栽培や動物の飼育の際に殺虫剤も除草剤も抗生物質も合成肥料も使われておらず、遺伝子組み換えもおこなわれていない、と。それは、そもそも当時はこうした技術がなかったからだ。

だが今日では、「有機」のラベルがついていても、非有機原材料が含まれている可能性がある。にもかかわらず、「有機」という言葉がまとう神秘性に便乗する形で、食品会社にとって非常に儲けの多いビジネスが生まれている。アメリカでは、有機商品の売り上げが毎年三一〇億ドル以上ある。この国で売られている食品の四パーセント以上が有機であり、有機食品の宣伝と販売に特化した巨大企業がいくつも出現している。多くの点で、有機食品は今や慣行食品とまったく同様に企業化されているが、巨大な食品産業が有機食品の生産に関与していることは田園風のブランド名や包装で覆い隠されている。たとえば、有機ブランドの「カスカディアン・ファーム（Cascadian Farm）」は、大手食品会社のゼネラル・ミルズによって所有されているし、「バック・トゥー・ネイチャー（Back to Nature）」は一時期、クラフト社の傘下にあり、二〇一二年、未公開株投資会社のブリンウッド・パートナーズに売却された。また、「モーニングスター・ファームズ（MorningStar Farms）」は、ケロッグ社が所有している。

こうした商業化の利点の一つは――もしあなたがそのような見方に抵抗がなければ――、慣行食品より高価な有機食品の価格を引き下げてきたことだ。私が話しているのは、有機食品を扱うホールフーズ・マーケットなどの高級スーパーと、安い品を売るスーパーマーケットチェーンで見られる価格差だけではない。有機食品はすべて、慣行食品より値段が高い。二〇一六年、アメリカ農務省の経済調査局は、一七種類の食品の価格差に関するデータを公表した。[2] 価格差が小さい部類では、有機ホウレンソウは慣行栽培品より七パーセント高く、有機グラノーラは二二パー

＊私が農務省の「有機認証」ラベルを軽蔑しているように見えるかもしれないが、少なくとも農務省は基準や検証法をいくつか設けている。検証法に欠点はあるとしてもだ。ほかにも認証ラベルはいろいろあるが、有機認証以上に無意味だ。たとえば、「抗生物質不使用」「放し飼い」「ホルモン剤不使用」「自然」などは漠然としており、基本的な定義もない。

セント、有機のニンジンやジャガイモ、リンゴは二七〜二九パーセント高かった。大勢の母親のあいだで人気の高い有機ベビーフードは、平均で約三〇パーセント高かった。だが、それはけっして最大の価格差ではない。有機サラダミックスは、慣行栽培のサラダミックスより六〇パーセント高く、有機牛乳は七二パーセント、有機卵は八二パーセント高かった。

なぜ有機食品はそんなに高いのか？　それは、必ずしも有機栽培農家や大企業が強欲だからというわけではない。値段が高いのは、おもに有機食品の生産コストのほうが高いからだ。有機栽培生産者は、殺虫剤や農法を取り入れたり食品認証を取得したりするために多くの複雑な手順を踏む必要がある。畜産物（牛乳や卵）の有機認証を取るためには時間や努力がよりいっそう必要なので、有機生産物と慣行生産物の価格差は、畜産物のほうが農産物より大きい。

ありがたいことに、有機食品と非有機食品の価格差は徐々に縮まってきた。今では、かつてより価格差が縮小している有機食品もある。だが、すべての食品がそうというわけではない。それに、一部の食品（ふたたび牛乳や卵）では最近、価格差が実際には開いているが、その理由はよくわからない。

値段が高くても人びとの購買意欲はそがれておらず、有機食品の消費量は増える一方だ。例としてホウレンソウを挙げると、二〇〇四年に消費者が購入したホウレンソウの約五パーセントが有機栽培ものだったが、[3]二〇一〇年にはその割合は四〇パーセントにまで増加した。つまり、慣行栽培のホウレンソウを食べている人の割合が、わずか六年で九五パーセントから六〇パーセントにまで減ったということだ。

有機食品がいわゆる主流に加わってから、まだ比較的日は浅い。農務省は二〇〇二年まで、有機食品に対する規制を設けなかった。有機食品はわりと目新しいものであり、巨大な食品産業が有機ビジネスに進出している。それにもかかわらず、多くの人が私の妻のように、有機食品は非有機食品より健康的だと思っており、消費者は有機食品に進んで高い金を払う。だが、それでいいのだろうか？

健康科学から見ると、有機も非有機も差はない

食の健康に関しては、有機食品が非有機食品より優れているという科学的根拠はほとんどない。このテーマについて私が見たなかで最も綿密な研究は、二〇一二年に『アナルズ・オブ・インターナル・メディシン』誌に発表されたものだ(4)。スタンフォード大学の研究者たちが、一九九六年から二〇〇九年に医学文献に発表された、有機食品と慣行食品を比較したすべての研究を対象にシステマティックレビューをおこなった。

有機食品と慣行食品の栄養素含有量や汚染物質（細菌、真菌、殺虫剤、重金属など）を比較した研究が、全部で二二三件あった。そのうち、果物や野菜や穀物を調べたものが一五三件、肉や卵を調べたものが七一件あり、一部の研究はその両方を対象としていた。このシステマティック

レビューでは、栄養素の含有量と汚染物質の両方の尺度において、有機食品と非有機食品のあいだに意味のある違いは見出されなかった。

まず、栄養面を見ていこう。ビタミンの含有量では、両者に有意な差はなかった。そのほか、一一種類の栄養素（カリウム、カルシウム、リン、マグネシウム、鉄、タンパク質、食物繊維、ケルセチン、ケンペロール、フラバノール類、フェノール類）についても調べられたが、統計的に有意な差が認められたのはわずか二種類だった。それら二つはリンとフェノール類だが、有意差が認められた理由は、リンでは測定値がほかの研究から大きくはずれた研究が一件あり、フェノール類ではおもに測定値がほかからかけ離れた研究が二件あったことにある。これら二件ではサンプルサイズが報告されていないので、じつに奇妙だ。

研究を何度もおこなうと、測定値は、「正しい」と無理なく見なせる値の近くに集まってくるものだ。このとき、データの中央値から極端に隔たっている測定値を、はずれ値という。仮に複数のラットの体重を調べる研究を一〇回おこなったとして、九回目までは体重が三二〇〜五九〇グラムだったのに一〇回目の報告で一一キログラムだったとすると、一〇回目の測定値は、はずれ値だ。はずれ値は、中央値に近い測定値にくらべて信頼性に劣り、ときにはただの間違いである場合もある。だがメタ分析では、一つのはずれ値が研究結果を実際に左右することがある。なぜなら、最終的な平均の結果を真の平均値から引き離しかねないからだ。

研究の結果が信頼に値するものかどうかを判断するためには、被験者の数が十分であるかどうかを確かめなくてはならない。そのためには、サンプルサイズが計算されている必要がある。しっかりした科学研究ではそうあるべきだ。サンプルサイズの計算がない研究には、疑いの目を向けたほうがいい。前述したフェノール類の二件の研究では、この重要な計算がなされていなかったばかりか、はずれ値が含まれていた。すなわち、二重の意味で問題があった。これらの研究結果を考慮に入れなければ、有機農畜産物と非有機農畜産物には栄養素の違いはないという結論が導かれる。

スタンフォード大学の研究者が有機牛乳と非有機牛乳の栄養素含有量を調べた研究を調査すると、有機牛乳には非有機牛乳よりオメガ3脂肪酸が多いと報告している研究がいくつか見つかった。だが、これらの研究のほとんどでは生乳が調べられていた。生乳は、ヨーロッパで消費されている牛乳のごく一部でしかなく、北アメリカでは実質的にゼロだ（話がそれるが、そもそもなぜ、そんなにたくさんの牛乳が飲まれているのか？　第1章で紹介した研究は知られていないのだろう）。

『アナルズ・オブ・インターナル・メディシン』誌のメタ分析では、栄養素の含有量と同じく、汚染物質の濃度についても有機食品と非有機食品に大きな違いは認められなかった。殺虫剤の濃度については、有機食品では残留殺虫剤がまったくない可能性が確かにかなり高かった。それは、有機認証食品を作る際に合成殺虫剤の使用がほとんど認められないことを考えれば、驚くにはあたらない。だが、非有機食品で検出された殺虫剤の濃度は、安全性が認められている上限値より低かったので、現実問題として殺虫剤の濃度の違いに臨床的な意味はほとんどない。ほかの汚染物質について言えば、有機食品と非有機食品の差はさらに小さかった。たとえば、大腸菌汚染は有機食品の七パーセント、慣行食品の六パーセントに認められた。つまり、たいした違いはない。ほかの細菌や真菌、重金属の汚染についても同様だった。

栄養素や汚染物質を測定するのはまったく結構だが、本当に気になるのは、有機食品を食べるとどうなるかということだ。有機食品を食べている人は、非有機食品を食べている人より健康なのか？ スタンフォード大学の研究者たちはこの点も調べたが、やはり意味のある差は見出せなかった。

有機食品と非有機食品の健康への影響を調べるため、彼らは一四の異なる集団を対象とした研究を分析した。これらの研究には、一万三八〇〇人以上の被験者が含まれていた。そのうち二件は子どもと妊婦を対象としたもので、食べているものの種類（有機食品か非有機食品か）によって、喘息や湿疹、喘鳴《ぜいめい》、そのほかアトピー性疾患の指標となる症状の出方に影響があったかどうかが調べられた。その結果、影響は見られなかった。さらに一一件の研究は、男性と妊娠していない女性を対象としたもので、それらのほとんどでは、有機食品または非有機食品を食べた被験者の血清や尿、乳汁、精液について、健康関連のバイオマーカーの濃度が調べられた。すべての研究を総合すると、有機食品と非有機食品に有意な差は認められなかった。臨床的アウトカムが調べられた研究は一件だけだったが、その研究では、冬に有機肉を食べると実際にはカンピロバクター感染症のリスクが高まることが見出された。この結果は、説明するのが難しいし、決定的なものではないのは確かだが、多くの有機食品信奉者の期待に沿うものではなかっただろう。

疫学研究の世界において、二二三件の研究という数は膨大と言っていい。それに加え、これらの厳密な科学研究で有機食品に実際の健康増進効果や疾患予防効果が何ら見出されなかったのなら、私は、有機食品のほうが慣行食品より優れているという判断はしない。たとえ、厳密さで劣る研究データによって、有機食品は健康によいと主張されているとしてもだ。

微妙な研究ストーリーを読み解く

『アナルズ・オブ・インターナル・メディシン』誌のメタ分析が発表されてからまもなく、その見解に異議を唱えるとおぼしき新しい研究が『ブリティッシュ・ジャーナル・オブ・ニュートリション』誌に発表された。(5) それによれば、有機の果物や野菜は非有機のものより栄養価や安全性が高いということだった。その論文では、この研究が有機食品と非有機食品を比較したなかで「最も大規模な分析」だと力説されていた。(6) 有機食品の信奉者たちは、それはほかのすべての研究より優れているので、その結論が有機食品の優位性を決定づけるものだと口をそろえた。

論文の著者として名を連ねた世界各地の科学者たちは、有機食品と非有機食品の健康効果に関する既存の研究は「包括性」が十分ではないと主張した。彼らは、一九九二年から二〇一一年に発表された論文をくまなく調べた。一部は、スタンフォード大学の研究者たちが検討したものと重なっている。最終的には四四八件の研究をレビューし、そのうち三四三件を分析対象として適切だと判断した。スタンフォード大学がレビューの対象とした研究より厳密性に劣る研究を多く選び出すことによって、有機食品は慣行食品より安全で栄養価が高いと明言したのだ。この主張の裏づけとして用いられた根拠は実質的に一つしかなく、有機食品では慣行食品に比べて、食品に含まれている抗酸化物質の濃度がかなり高く、合成殺虫剤の濃度が低いというものだった。

この論理には問題がいくつかある。一つ挙げれば、非有機食品には有機食品より高濃度の殺虫剤が含まれているという懸念は『アナルズ・オブ・インターナル・メディシン』誌の研究でも取り上げられており、そちらで分析された研究のなかで、一般に安全でないと見なされる濃度に近い合成殺虫剤が検出されたものはなかったと報告されたことだ。だが、より大きな問題は、抗酸化物質の含有量だけが、食品の栄養価を判断する手立てではないことかもしれない。

抗酸化物質は、「フリーラジカル」と言われる化合物と戦うために体内で用いられる化合物だ。[7] フリーラジカルは、分子から電子を奪い取ることで体に害を及ぼす。フリーラジカルの作用によって、DNAをはじめとする細胞内の分子が損傷する恐れがある。どの分子が損傷を受けるか、どの程度の損傷を受けるかにもよるが、フリーラジカルによる損傷はがんの発生につながることさえある。抗酸化物質は、フリーラジカルに電子を与え、フリーラジカルが体内の細胞から電子を奪わないようにすることによって体を保護する。

だが、一口に抗酸化物質と言っても種類はいろいろあり、各種の抗酸化物質が体のさまざまな部分で異なる作用をする。たとえば、ビタミンCとビタミンEは両方とも抗酸化物質だが、ビタミンCは水に溶けやすい性質で壊血病を予防する一方、ビタミンEは油（脂）に溶けやすく、細胞膜の保護に役立つ。さらに、抗酸化物質を特に多く摂取すれば健康がはっきりと改善するという科学的根拠はないに等しい。たとえば、ビタミンEに関するさまざまな研究からは、健康改善効果について一貫した結果が得られていない。[8] 別の抗酸化物質であるβ－カロテンに着目した研究では、β－カロテンに心疾患やがんの予防効果がないことが示されている。[9] 抗酸化物質の混合物について調べたさらに多くの研究でも、女性で心血管事象やがんの予防効果がなく、男女ともに心疾患や死亡の予防効果がないことが示されている。[10]

これらの研究のすべてで、有機食品を食べることで摂取できそうな量をはるかに上回る量の抗酸化物質が用いられていた。したがって、抗酸化物質を大量に補充しても被験者の健康によい効果がなかったのなら、有機食品を食べても平均的な消費者に効果がないという点は明白だ。

新しいシステマティックレビューが、分析の対象にした研究の質という点で、以前のシステマティックレビューより厳密性に劣るときには注意したい。その場合には、新しいレビューで報告されている利点を鵜呑みにしないようにすべきだ。もちろん、以前のシステマティックレビューで間違いがあったり、重要な研究が見逃されたりしていた可能性も十分にありうるが、今回のケースはそうではないように見える。新しい『ブリティッシュ・ジャーナル・オブ・ニュートリション』誌のシステマティックレビューでは『アナルズ・オブ・インターナル・メディシン』誌のシステマティックレビューより多くの研究が分析されていたが、それは研究方法の質が低いものも対象とされたからにすぎない。つまり、私の考えでは、分析対象の研究数が多かったことは、新しいレビューの優位性ではない。それは問題視しないとしても、次の事実は無視できない。それは、『ブリティッシュ・ジャーナル・オブ・ニュートリション』誌のシステマティックレビューでは有機食品と非有機食品に含まれている物質の濃度に差があることが見出されたが、その差は統計的に有意な差だったにせよ実際の栄養や安全性からすればほとんど意味はないということだ。慣行食品には有機食品より抗酸化物質が少なく、危険な濃度ではないものの殺虫剤がいくらか含まれているという事実が見出されたからといって、慣行食品は健康に悪いということが証明されるわけではない。

『アナルズ・オブ・インターナル・メディシン』誌のシステマティックレビューを『ブリティッシュ・ジャーナル・オブ・ニュートリション』誌のそれより支持する理由は、もう一つある。前者の研究は外部から資金援助を受けていなかったようだが、四二万九〇〇〇ドルの費用がかかった後者の研究は、「有機農業を支援する」慈善団体からの資金援助を受けていた。* 私は、利益相反の可能性があるから後者の研究の信頼性が損なわれると言っているわけではないが、二つの研究を比較検討する場合には、そのような利益相反が存在するかどうかを認識することは最低限、必要である。

だが、こういった点にはあまり注意が払われない。メディアの報道で好まれる明快な研究ストーリーにそぐわない見方は見向きもされない。たとえば、ニュースではほとんど報道されなかったが、『ブリティッシュ・ジャーナル・オブ・ニュートリション』誌の研究では、有機農作物のタンパク質含有量が慣行栽培作物よりかなり少ないことが見出された。タンパク質は、抗酸化物質とは違って確かな栄養素だ。そして、有機食品のタンパク質含有量が非有機食品より実際に少ないのなら、さらにくわしく調べる必要がある。だが、すっきりしたストーリーから外れる微妙な話題は、研究結果を伝える過程でうやむやにされることが多い。

有機食品と非有機食品の比較のように白黒をつけようとする議論では、過度な単純化が往々にして起こる。それよりなにより、有機食品、非有機食品というカテゴリーを重視する風潮を見直すべきだ。

「有機vs非有機」という構図はリセットしよう

有機食品と非有機食品については、根拠の薄弱な区別に基づいた、どちらがよいの悪いのとい

＊念のために言えば、四二万九〇〇〇ドルは、システマティックレビューのための費用としては膨大な額だ。私の知る限りでは、これに近い金額を費やしたシステマティックレビューはほかにない。

う議論も望ましくないが、その区別に従って食品を選択するのも望ましくない。

人びとが有機食品に目を向ける理由のうち、表向きには栄養価が高く汚染物質の濃度が低いということ以外の理由を考えてみよう。健康に対する効果以外に、有機食品を買う理由として挙げられるおもな理由の一つが、有機農業は慣行農業よりも殺虫剤の使用量が少ないので環境によいというものだ。だが、殺虫剤の使用量が少ないから必然的に環境によい、ということになるのだろうか？

環境への影響という問題は本書で扱う範囲を超えているが、本章で提示した研究に関する原則を、環境問題を含めたほかの科学的問題に応用することはもちろんできる。すると、一つのやり方の食料生産がもう一方のやり方より優れているという明確な結論を引き出すのは難しいとわかるだろう。たとえば、私がこの問題について読んだ要約記事のうち特に優れているものでは、多くの研究やデータがレビューされており、慣行農業のほうが有機農業より土壌侵食の軽減効果が高く、食料の生産量が多い傾向があると、かなり説得力を持って主張されていた[11]。一方で、その要約には次のようなことも書かれていた。有機農業のほうが、肥料や除草剤の使用量が少なく、より肥沃な土壌がつくられ、エネルギーの使用量が少なく、二酸化炭素をより多く土壌に深く閉じこめる傾向がある、と（これは地球温暖化を気にかけるのなら重要だ）。それに、有機農業のほうが農家にとって儲けが大きい。環境にやさしいことが個人の健康と同じくらい重要だと考えるのならば、この研究をくわしく調べて自分で判断するようお勧めする。

環境と人間の健康に対する関心のどちらが強いにせよ、有機栽培だからというだけで、殺虫剤がまったく使用されていないわけではないということを忘れてはならない。たとえば、アメリカでは政府の規制により、有機栽培における殺虫剤の使用が確かに認められている。(12)そのような規制では、使用可能な殺虫剤の種類は定められていても、量は定められていない。それに、今あるデータは限られているとはいえ、それらから示唆されるのは、少なくともときには、農家が天然殺虫剤を従来の化学合成殺虫剤より大量に使うことがあるということだ。

天然殺虫剤は、安全性ではなく作られ方によって定義されるのがふつうだ。よく知られた天然殺虫剤の一つがロテノンという物質で、昆虫などの害虫を殺すために用いられる。ロテノンは、天然では植物の種子や茎や根に含まれており、葉を食べる毛虫などの害虫の侵入を防ぐ。はっきりさせておくと、ロテノンはこれらの生物を殺すことによって、植物体内への害虫の侵入を「阻止」する。それに、撃退するのは害虫だけではない。ロテノンは甲虫やクモ、ミミズなど、魚、さらには哺乳類まで、あらゆる種類の生物に殺傷効果を発揮する（もっとも、哺乳類の駆除には量が必要になるうえ、大量だと人間にも危険なので、あまり哺乳類には使われない）。ロテノンは幅広い生物に対して有効なので、殺虫剤として人気がある。日光に当たるとすみやかに分解することや、人間の致死量はかなり多いということも、ロテノンがよく使われる理由だ。とはいえ、さまざまな殺虫剤と同じく、大量のロテノンは哺乳類にとって危険な可能性があることが、いくつかのラットの研究から示されている（この場合、ラットでパーキンソン病が引き起こされた）。

そのため食品医薬品局（ＦＤＡ）は、安全だと考えられるロテノンの最大摂取量を定めている。[13]ここで書いたことは重要だ。なぜなら、ほかの殺虫剤と同じく、微量のロテノンが多くの有機食品で認められる可能性があるからだ。

なにも私は、ロテノンなどの天然殺虫剤のことであなたをパニックにさせようとして、こんなことを書いているのではない。有機食品に含まれるロテノンを摂取していても、慣行食品に含まれる合成殺虫剤を摂取していても、悪影響を被る可能性は高くない。むしろ、私がロテノンを話題にしているのは、食品のことにせよ何のことにせよ、選択肢のよい点と悪い点を吟味するときには、つねに一貫性を保つことを心がけてほしいからだ。もし、動物実験で大量の従来型の殺虫剤が有害だということが示されている（確かにそう示されている）という理由で、それらの殺虫剤を危険だと考えるのなら、また政府が従来型の殺虫剤に対して定めた安全量を信用できないのなら、天然殺虫剤に対しても同様の不安を感じるべきなのだ。環境に対する影響についても同じである。もし、あなたの目標が、環境を改善することや農業による汚染被害を減らすことならば、おそらくあなたは、従来型だろうと有機だろうと、利用できる限りの手段を使いたいと思うのではないだろうか。だが残念ながら、私たちはどちらか一方を選ぶ世の中で生きているようだ。私は、有機食品と非有機食品について入手できる科学的根拠を踏まえ、どちらについてもあまり心配しないようにしている。

それに「有機認証」という名称に何らかのメリットがあるとしても、そのラベル自体はあまり参考にならないと私は思う。有機認証を受けた家畜の一つのメリットとして私が喜んで認めるのは、有機的に飼育される動物用の飼料には抗生物質が含まれていないことだ。これは、有機肉に含まれる薬剤耐性菌は少ないだろうということを意味する（家畜の飼育で抗生物質が広範に使用されることは、どう見ても薬剤耐性菌の出現を助長している。「広範」は、実際には控えめな言い方かもしれない。FDAの推定によれば、アメリカにおける抗生物質の販売量は、人間用より食料生産動物用のほうが多い）。

農家が家畜への抗生物質使用についてより意識したいのだとしたら、私はその姿勢に大賛成だ。とはいえ、そのために有機認証の家畜を飼育する必要はない。

まとめ——有機でなくても、健康的な食事はできる

世界各地で生産され、売られ、消費されている食品の大多数は有機食品ではない。アメリカでは、売られているすべての食品のうち、有機食品が占める割合は約四パーセントにすぎない[14]。それ以外の九六パーセントは非有機食品だ。ヨーロッパの多くの国では、その割合は約二倍あるとはいえ、有機食品の売り上げがごくわずかであることに変わりはない[15]。

一部の人は、慣行食品がそこらじゅうにあることを憂慮している。つまり、環境や私たちの健康にとって危機的な状況だと考えている。環境に関する心配にはうなずけるところもあるが、健

康に関する心配はそうではない。有機食品は、人間の健康にとって不可欠なものではない。

有機食品に健康効果があるとすれば、それは、有機食品を選ぶ人びとが果物や野菜を多く食べる一方で加工食品を避けるようになり、総じて健康によい食事をするようになる傾向があることだ。私の食習慣は、家族でファームシェアに加入した時点で変わった。私は以前よりも、新鮮な自然食品をいろいろと食べるようになった。それらはすばらしい味がした。だが、おいしかったのは、有機栽培されたからでも残留化学物質がないとされていたからでもなく、それらが工業化されていない方法で栽培された新鮮な食品だったからだ。

一度、家庭菜園や地元の農家で栽培されたトマトを味わえば、スーパーマーケットで売られているトマトにはほとんど魅力を感じなくなってしまう。スーパーのトマトは、腐りにくく傷みにくいという点を何より重視して作られている。一方、自分で育てるトマトは、たとえ見た目は悪くてもとびきりおいしい味がする。おいしければ、誰だってそれを食べたいと思うはずだ。それこそが、有機食品に賛同する根拠として一番うなずけるものだ。私は、世界中の人びとがもっと健康によいものを食べ、質の悪いものをあまり食べないようにするのを後押しする策なら何でも大賛成だ。

私はけっして、有機食品を食べることが、より健康的な食事をするための唯一の方法だとは主張しない。特に、有機食品の値段を考えるとそうだ。だが、有機食品を信奉する多くの人は、私の考えに共感しない。彼らはよく、有機食品は慣行食品より栄養価が高くて危険性も低いと主張する。だが、そう言い張ったところで人を説得できるわけではないし、第一、そのような主張はまったくの誤りだ。

慣行栽培の果物や野菜を食べている人に、あなたは間違ったことをしていると告げるのは、的外れというだけではない。そのような発言は有害である恐れもあるのだ。私は、慣行栽培作物を食べる人びとが、果物や野菜をともかく食べていることに感動している。有機食品のために高い金を使いたければ、ここは自由な国なので自分の好きなように金を使えばいい。ただし、人に食事のアドバイスをするとなると話は違う。私としては、すでにかなり健康的な食事をしている人びとに、あまり意味のない変更をしてもらうことより、健康的な食事をしていない人びとに、より健康的な食事をしてもらうことに、私たちの時間や資源がもっと活かされたらいいのにと思う。結局のところ、有機食品は贅沢品であり、ほとんどの人にとっては選択肢にさえ入っていない。

というわけで、多くの人にとって、慣行食品は害悪の元凶ではなく天の恵みである。

さいごに——健康的に食べるためのシンプル・ルール

本書の執筆中、私はこの本について家族や友人と何度も話し合った。そのとき、本書の重要なメッセージは何かと何度も訊かれた。それに対して私は、本書を読むことで、「心配されることの多い食品がそんなに危険ではないことを理解してもらいたい」と答えたり、「健康への影響に関して、相対リスクの大きな増加と絶対リスクのわずかな増加の違いを知ってほしい（本当に心配しなくてはならないのは絶対リスクの増加だ）」と答えたりした。

ほかに、「食の健康については、物事の一面だけ見てはダメだということを知ってほしい」と答えることもあった。何らかの食品について、潜在的な有害性だけを取り上げるわけにはいかない。潜在的な有益性も考慮する必要がある。なぜなら、たとえ悪影響が確かにあるとしても、有益性——生活の質はその一つ——が、ごくわずかな有害性を補って余りあることもあるからだ。

しかし本書で何よりも訴えたかったのは、読者に、食の健康について耳に入る情報を、たとえ科学者の言葉だとしても鵜呑みにはできないという点に気づいてほしいということだと思う。真実は複雑で、一つの研究で明らかにできるものではない。

そうこうするうちに、今挙げた願いはすべて、もっと大きく重要な目標の一部だと気づいた。その目標とは、心身の健康に役立つ食事観を築くよう人びとに促すことだ。こと食べるものについて言えば、問題は、特定の食品について極端な見方に走ってしまい、たまに味わうことすらしないことにある。だが、食べ物を楽しんで味わってもかまわないし、食べ物について絶えず気を揉むのもやめるべきだ。

心配しすぎなくてもいい。それが、本書から受け取ってほしい最も重要なメッセージだ。

もちろん、人びとにアドバイスするときには、すべきことを伝えるより、すべきでないことを伝えるほうが、はるかに易しい。だが、食品や栄養に関する本では、積極的なアドバイス——「すべきでないこと」に加えて「すべきこと」——を提示することが当然必要だ。

じつは、積極的かつ正しいアドバイスをするのは難しい。本書を通じて何度も説明したように、栄養に関するアドバイスで科学的に裏づけられているものはめったにない。私は多くの「専門家」を非難してきた。それは、主張を裏づける研究がないのに、何を食べるべきかについて人びとに指示しているからで、ひどい場合、研究結果とまったく矛盾したアドバイスをしている専門家もいる。私は同じ罠に陥らないように、極力注意している。

ということで、私が指針としている一般的なルールをこれからお伝えしよう。このルールは患者や友人、家族と共有している。そして、小児科医および保険医療研究者として私が支持するものでもある。ただし、それらのルールが当てはまるのは、代謝性疾患を患っていない健康な人（たとえば私だ――私が知る限りこれは確実だ）だけである可能性があることを前もってお断りしておきたい。

　これから述べる提言は、私には納得できるものだし、これまでずいぶん役に立ってきたが、科学的根拠として重みのある厳密なランダム化比較試験によって裏づけられているわけではない。もっとも、栄養学では、そのような根拠のある情報はほとんどない。現在入手できるしっかりした科学的根拠は、本書を通じて取り上げてきた。なお、私が掲げるルールは「法律」ではないので、そのように扱われるべきではない。どの栄養素にせよ、私は悪者扱いもしなければ、特効薬として取り上げもしない。

　さらに次のような点についても、公表しておく。ここで紹介するルールのほとんどは、自分で思いついたものではない。ほかの専門家や識者による研究成果を読んで作り上げたルールだ。たとえば、私がこれまでに見た国家栄養ガイドラインのなかで最も立派だったブラジルのガイドラインも参考にしている。* それに私は、新聞に寄稿した記事の読者や私のビデオの視聴者から寄せ

＊まじめな話、ブラジルのガイドラインは見てみるべきだ。じつにすばらしい（http://bit.ly/1uB20iH）。

られたコメントのほとんどを読んだ。そのなかにも、すばらしいアイデアがたくさんあった。そこで本章では、それらの知恵から最高のものをまとめるようにした。

本書全体、そしてこれから述べるルールでは、どの食品も悪者として扱わないようにしている。だが多くの栄養専門家が、何らかの食品をひどいものと見なしている。もしかしたら彼らの考えが正しいとわかるかもしれないが、現時点ではまだ結論は出ていないはずだ。* そこで本書では、どの食品についても、完全に避けるようにというアドバイスはしないようにした。完全に何かを断つ習慣を支持する症例報告はあるが、私の経験では、そのようなやり方でうまくいくことはめったにない。これから示すルールのもとでは、さまざまな「食事」に効果があるとわかるだろう。本書で示すルールは、ほかのルールよりはるかに柔軟性が高いし、願わくは、より妥当なものであってほしい。それらのルールには、食べているものについての意識を高めてもらうという目的もある。昨今では、特に外食時に、つい食べすぎたり、必要以上に食べたりすることが簡単にできてしまうからだ。

アーロンズ・ルール――健康にいい食事をするために

1　できるだけ多くの栄養を、さまざまな未加工食品から摂取する

私は、食品に関する最大級の問題の一つには加工が絡んでいると確信するようになった。加工のせいで、食品を体に詰めこむことがあまりにも簡単になっている。コップ一杯のジュースを飲むほうが、一個のリンゴを食べるよりはるかに容易だ。パンやパスタから炭水化物を摂るほうが、小麦粉から摂るより易しい。加工食品は簡単かつすぐに食べられるように処理されているが、健康の見地からすれば、それこそが加工食品の問題点だ。

店で食品を買うときには、調理ずみでない、加工されていない、どんな方法でも手を加えられていない、という点に関心を向けよう。言い換えれば、丸ごとの果物や野菜、卵、添加物の入っていない肉や魚を選ぼう。食品は、なるべく材料ごとに買おう。食品を買うかどうか考える際に、中に入っているものを箱のラベルを見て確かめなくてはならないのなら、それは加工食品である可能性が高い。

＊驚きなのは、最近出版された多くの本で、炭水化物、なかでも糖がおもな懸念材料だとされていることだ。だが私は、炭水化物が諸悪の根源であることが科学的に証明されたという点に、まだ納得がいっていない。納得できるまでは、低炭水化物ダイエットが誰にでも当てはまる方法だと言うつもりはない。

このルールは、加工度が高くなさそうな食品にも当てはまる。たとえば、玄米は白米より加工度が低い。一般的に言って、白米のような精白された穀類より、玄米のような未精白の穀類を選ぶべきだ。同様に、同じ二七グラムの糖を摂取するにしても、リンゴジュースを約二四〇cc飲むより、リンゴを二個食べるほうがはるかによい。一般的に言って、ジュースにはカロリーは含まれているが、食物繊維はあまり含まれていないのだ。また、食材を丸ごと食べれば食事のペースがゆっくりになるだろうから、食べすぎを防げる可能性もある。食品について言えば、「手っ取り早くて簡単」は必ずしも長所ではない。

2　低加工食品を食べる回数を少なくする

あなたがすべての食品を自分で作ることはないだろう。その可能性は非常に低そうだ。たとえば、あなたはいつも生地からパスタを作ったりしないはずだ。小麦を挽いて粉にしたり、油を抽出したりもしないだろう。それはかまわない。これらの食品を食べるのはまったく問題ないが、未加工食品と一緒に食べるべきだ。こうした低加工食品を食べてもいいが、未加工食品より食べる量を抑えよう。

3　高加工食品を食べる回数はさらに少なくする

加工度が非常に高い食品でも、食べる量が控えめなら、健康に悪いということを裏づける質の高い科学的根拠はほとんどない。本書のテーマを踏まえて、私は高加工食品を食生活からいっさい締め出すべきだというアドバイスはしない。バターを塗った焼きたてのパンを食べると、天にも昇るような心地がする。重要なのは、高加工食品の摂取を最小限に抑えることにある。なぜなら、やはりそのような食品は食べすぎにつながりやすいからだ。高加工食品の範疇に入る、ほとんどのパンやポテトチップス、クッキー、シリアルなどは、家で作ったとしても、その材料自体の加工度が高い場合が多く、それらを組み合わせることで加工度がさらに上乗せされてしまう。それに当然ながら、キャンディーやファストフードなど、多くの加工食品は、家では作らない。そうした加工食品を食べる頻度は、さらに抑えるべきだ。これまでの章で指摘したように、加工度の高い肉は最悪の健康アウトカムと強い関連がある。ただし、それを裏づける科学的データは、眉に唾をつけて受け止めなくてはならないが（お好みならば、文字どおり受け止めてくれてもいい）。高加工食品のどれを食べてもよいが、加工度の低いほかの食品より食べる頻度を抑えよう。

4　なるべく家庭料理を食べる。料理を作るときは1～3のルールに従う

家で食事をするほうが、加工された食材を避けやすい。家で食べれば、食べるものを思い通りに管理できるし、好きな味つけも選べる。さらに、うっかり食べすぎてしまうこともはるかに少なくてすむだろう。

このアドバイスは、食に関するほかの専門家と最も意見がぶつかるところだ。彼らは、このアドバイスは専門家の勝手な押しつけだと主張する。家で料理を作るのは私が思うよりずっと大変なので、多くの人はとてもこのアドバイスに従えないと言い張り、それを示す研究結果まで私に突きつける。(1) その点は認める。健康的な料理を上手に作るには、努力が欠かせない。行動を変えるには、繰り返しと練習が必要だし、残念ながら、そのどちらにも時間がかかる。さらにはお金もかかる。だから私は、家庭料理作りにとっての障害を取り払う政策を支持する。

だが実際には、その気になれば、誰でもおいしくて健康的な食事を作れる。私はときおり、料理をする時間がないと愚痴をこぼすくせに、運動に充てる時間が何時間もあるように見える人が多いことに驚かされる。ジムに出かけ、運動で汗を流し、シャワーを浴びて着替え、家や職場に戻ってくることに時間が費やされ、食事の準備に注げたはずの時間や労力がなくなってしまうのだ。運動は、健康的な体重を維持する鍵ではない。何を食べるかのほうが、はるかに

重要だ。これらの人びとが、運動に費やす時間のいくらかでも料理に振り向けることができれば、もっとすばらしい効果が出るに違いない（ただし、誤解しないでほしい。運動は体重を調整すること以外にも多くの理由で重要なので、体をよく動かすべきだ。それでも、健康によい食事も続けるべきだ）。

5　料理の際には、必要に応じて塩や脂質（バターや油など）を使う

塩や脂肪は、害になるものではない。むしろ、おいしくて満足感の得られる食事を作るのに欠かせないことが多い。私は子どものころ、芽キャベツはまずいと思っていた。だが、芽キャベツを少量の油と海塩で炒めると、信じられないほどおいしくなることがわかった。親がそのように料理してくれていたら、あまり健康的ではないほかの食品で腹を満たすのではなく、芽キャベツをもっと食べていただろう。

多くの場合、健康的な食品をおいしくするのは調味料だという点は、いくら強調してもしすぎることはない。主菜が二〇種類もの食材や一〇段階もの手順を経て作られるのに、付け合わせの野菜が味気ないまま出されるのは不思議だ。そんなことはしないようにしよう。たとえ「悪い」と言われている材料を少し使わなくてはならないとしても、健康的な材料をもっとお

いしくするためなら使うといい。バターや塩やうま味調味料は使うなとか、サラダはドレッシングなしで食べろなどと言う口やかましい人は、そのせいで料理がまずくなるということを理解していない。調味料はほとんどの場合、おいしい料理を作るうえで決め手となる材料だ。調味料を使うのを怖がらないようにしよう。ただし、やたらと使うのもよくない。「ほどほどに」がポイントだ。必要なだけ使い、それ以上は使わないようにしよう。

6　外食するときは、前述のルールに従っているレストランで食べる

毎晩欠かさず料理をするという人はいないだろう。わが家でもそうではない。毎週金曜日には家族で外食し、毎週土曜日には、妻と二人で大人だけのディナーに出かける。* ただし、外食のときには、メニューのほとんどを未加工の材料から作っているレストランで食事するようにしている。

今日では、多くのレストランが1、2、3、5のルールに従っているが、すべてのレストランがそうとは限らない。加工度の高いパンやソース、スープ、パスタが出てくることもあるだろう。だから、注文するときには、外食でもルール1から3に従うように注意しよう。皮つきの焼きジャガイモなら、中身がわかるはずだ。一方、ジャガイモのスフレにかかっているソー

スだと、何が入っているのか見当がつかない。多少の加工ならよしとするが、加工食品は最小限に抑えるようにしよう。

7 飲み物はおもに水にする。だが、アルコールやコーヒー、ほかの飲料を多少飲んでも問題ない

私たちは水を飲むべきである、という点には何一つ疑いはない。水は、地球に棲むほとんどの哺乳類が飲むものだ。とはいえ、ときどきほかの飲み物を楽しんではいけないということではない。本書で繰り返し指摘したように、アルコールやコーヒーを含めてどの飲料についても、がんを予防する、あるいは引き起こすということを示す研究が見つかる。ただし、水以外のほとんどの飲料については、適度な摂取量なら問題ないことを支持する科学的根拠が圧倒的に多い。水以外のさまざまな飲料をときどき楽しむことには、生活の質を別にしても、有益性のほうが有害性よりも大きいという主張は容易にできる（本書でそうしたように）。

＊私はこれに真剣に取り組んでいる。土曜日の夜の大人だけのディナーは、キャロル家では息抜きのようなものだ。ときどき外食することは、幸せな結婚を維持する秘訣だと私は思っている。いつの日にか健全な人間関係について本を書くときがあれば、これは欠かせないテーマになると思う。

8 すべてのカロリー含有飲料をアルコールと同じだと考える

ルール7とは逆の印象を与えるが、自分が飲んでいるものの中身を無視してはいけない。このルールは、牛乳をはじめ、カロリーを含むすべての飲料に当てはまる。液体の栄養素はとても吸収されやすいので、カロリーの摂りすぎにつながりやすい。カロリーを含む飲料を適度に飲むのはかまわないが、最小限の量にとどめよう。好きな飲み物を飲んでもかまわないが、それを必需品のように考えてはいけない。

9 ほかの人びと、特にあなたが大切に思う人びとと、なるべく頻繁に食事をしよう

このアーロンズ・ルールのなかで一つだけ心に刻むとするなら、この項目であってほしい。食品に不安を抱かせようとたり、食事を惨めなものにしたり、「健康にいいから」と嫌な食事療法を強く勧めたりする情報を見聞きするたびに、私は腹立たしくなる。そのようなアドバイスに従うと、人との食事を楽しめなくなる。それでは本末転倒だ。食事を共にすることは、太古の昔から続けられてきた儀式的な行為の一つであり、それによって、互いに大切に思い合う

仲間意識が生まれる。一緒に食べる。そうやって私たちは祝う。そうやって私たちは死者を悼む。そうやって私たちは恋に落ちる。この本質的な喜びをあきらめろなどと言うのは筋違いだ。

私はだいたい毎日、自分のデスクで、独りで昼食をとる。これは残念だし、好きでやっているわけではない。私は毎日、五時きっかりに仕事場を出る。毎晩、家族と夕食を食べるためだ。それが一日のなかで最も重要な時間だ。出張が必要なときでも、週末にかかるように日程を組むことはほとんどない。なぜなら、家族や妻や友人たちとの外食の機会を逃すなんて、考えられないからだ。

妻のエイミーと私はモノに金を費やすのが特に好きなわけではないが、食べ物のこととなると話はまったく別だ。旅行するとき、特に友人たちと一緒の場合には、旅行プランのなかで、どこで食べるかということを最も重視する。私はアメリカの一流レストランの多くを訪れたことがあるが、地元の人しか知らない小さな穴場のレストランも好きだ。それに、食べたことのないものを試してみるのも大好きだ。もっとも、そうするのは大切な人びとと一緒のときと決まっている。私は、これまでに食べた食事のベスト5、そして当時自分の人生で起きていたことや一緒に食べていた相手をすらすら挙げることができる。人びととの交流は、健康的な食事の要《かなめ》だ。

食事を共にすることの利点は、栄養面にとどまらない。(2) まず、料理をする機会が増えるはずだ。また、食事のペースがゆっくりにもなるだろう。そして、あなたは幸せな気持ちになれる。

ぜひ食事は人と一緒に食べてほしい。

まとめ――なぜ、私はやせて、健康になれたか

わが家には、子どもたちが生まれる前に撮った私や妻の写真はない。なぜかと言えば、二人とも当時の体重や健康状態を、あまり誇りに思っていないからだ。妻のエイミーは冗談で、息子のジェイコブが生まれる直前に撮った写真の自分は「エイミーを食べてしまった女性」だと言っていた。私の写真となると、冗談さえ出てこない。私は自分の健康に無頓着だった。

今では二人とも、はるかにやせて健康になった。どうやって減量したのかと、人からよく訊かれるが、取り立てて言うほどの秘策はなかった。むしろ、ただここに挙げたルールに従うことが、私たちには効果があって継続できるとわかったのだ。

私は、これまでにいろいろなダイエットを試してきた。「低脂肪」ダイエットもあった。カロリーを計算するダイエットもあった。ごく最近には、低炭水化物ダイエットを試した。だが、これまでに試したダイエットのなかで最も目覚ましい効果があったのは、これらよりもささやかな方法だった。それに取り組んだのは、家族が二人から三人、四人、そして五人になったころだ。家族が増えるにつれて、妻は料理をすることが多くなり、それに従ってわが家では野菜を食べる

量が増え、パスタやパンの消費量が減った。加えて、摂取している食品や飲みもののカロリーを一段と気にするようになった。

何年か前、ある祝日にユダヤ教の礼拝所《シナゴーグ》で着席していたとき、私たちの教区のラビ（ユダヤ教の宗教指導者）が、コーシャ〔ユダヤ教の掟に従って料理された食品〕として認められるための規定について説教をおこなった。コーシャの規定は複雑だし、それらは人びとの食習慣が今日とはまったく違っていた時代に書かれたものだ。当時は、食品の安全性が重要な問題だった。たとえば、乳製品は傷みやすいので、肉から遠ざけておかなくてはならなかった。だがラビは、あれこれの規定に従うことよりも、そのような食事規定によって自分の食べているものに意識が向くようになることを重視していた。詰まるところ、私たちの体は食べたものでできているのだ。

なにも私は、人が食べているものについて、よいとか悪いなどと判断すべきだと言っているわけではない。親しい友人の一人は炭水化物を徹底的に避けており、それがすばらしい効果を生んでいる。別の友人は一年にわたって魚菜食主義者《ペスクタリアン》——肉は食べないが魚は食べる——を続け、そのことにずいぶん満足していた。一方、私は特定の種類の食品を避けたりはしない。むしろ、私は毎年のように食事内容を大きく変えている。

一口に言えば、食べ物をどれだけ食べるべきかというのは、人に指図できることではないと私にはわかった。必要なものは人によって違う。だから、いつ食べるべきか、いつ食べるのをやめるべきかを知るには、体の声を聞くことが重要だ。

食事に関する問題も人によって違う。特定の栄養素をごく少量摂取しただけで、深刻な問題が起こる人もいる。アレルギーなどの過敏症により、特定の食品を受けつけない体質の人もいる。どんな食事が自分に合うのかを見つけるには、自分で少しばかり実験をする必要がありそうだ。だが、本書で提示したルールのもとでは、いろいろな食品を楽しんで食べられるはずだ。少なくとも、私はそう望んでいる。

ちなみに、あらゆるルールと同じで、私が提示したルールも、たまに破られることは織り込みずみだ。家族で休暇に出かけたときは、私は食べたいものを食べる。洒落《しゃれ》たレストランに行ったときには、シェフのお勧めを食べる。感謝祭には、すべての縛りを外す（私はデザートのパイが大好きだ）。このような特別な機会には、食べすぎも大目に見よう。重要なのはハメを外すたまの機会ではなく、それ以外の日常なのだ。

もちろん、食事の内容や取り方を大きく変える前に、かかりつけの医師に相談すべきだという点を指摘しないわけにはいかない。自分に何が一番合っているのかを見つけるためには、医学的な見地から自分のリスクを知っておく必要がある。それでも、かかりつけの医師に相談しているとき——それに食品全般について考えているとき——には、次の三点を心がけてもらえればと思う。批判的に考えること、質問を投げかけること、そして、あなたに向けられたアドバイスを裏づける科学的根拠を求めること。

食べることは、人生の大きな喜びの一つだ。誤った情報やでたらめな科学に踊らされて、おいしいものを食べる楽しみを奪われてはならない。食習慣をがらりと変える必要があるとか、あれこれの食品を完全に避けなくてはならないなどと人から言われたときには、懐疑的な見方をしてみよう。そのような情報は、ほとんど事実無根だ。あなたは好きなものを食べながら、健康で長生きできる。本書をその手引きにしてほしい。

謝辞

まず、この一四年間にわたってお世話になっている勤め先のインディアナ大学医学部に感謝したい。中西部のインディアナ州に移ってくる前に、私が中西部に住むことになると人から言われていたら、おそらく私は笑っただろう。そして、中西部に一〇年以上住むことになるだろうと言われていたら、泣いていたかもしれない。だが、インディアナ州は私の故郷になった。それは決して小さなことではない。なぜなら、私は世界で最高の仕事に就いているからだ。たくさんの上司たちのおかげで、大好きな研究や講義ができるだけでなく、通常なら休職か休暇の取得が必要な別の活動（たとえば執筆）をする余裕も得られている。彼らの継続的な支援と私の仕事へ寄せてくれた信頼に感謝する。

仕事関係では、特に二人の名前を挙げたい。長年にわたる助手であり、いつも臆せず私に真実を告げてくれるカット・コペッジ、そして一〇年以上にわたり私の右腕となってくれている、まさにかけがえのない部下のジェン・バデンバウム。

『ニューヨーク・タイムズ』紙のニュース解説サイト「アップショット」の仲間の皆にお礼を伝えたい。編集者のデーモン・ダーリン、ローラ・チャン、ケヴィン・クエリー、アマンダ・コックス、デイヴィッド・レオンハルトは、本書のもとにもなった多くの記事を、より説得力があって楽しめるものにするのを助けてくれた。マーゴット・サンガー＝カッツも、それらの記事の多くについて有用な感想やアイデアを寄せてくれた。

ブログの「インシデンタル・エコノミスト（The Incidental Economist）」〔医療制度やその仕組みについて調査して発信するブログ。著者は編集長の一人〕がなかったら、こうして本や記事を書くことはなかっただろう。私がそのブログで健康に関する政策や研究について記事を書き始めたとき、アクセス数は数十程度だったと思う。だが現在のアクセス数には、ただ驚くばかりだ。このブログは、このすばらしい執筆活動でずっと共同編集長を務めているオースティン・フラクトがいなかったら成り立たなかっただろう。エイドリアナ・マッキンタイアとニコラス・バグリーにも、お礼を言わなくてはならない。二人は親切にも本書の企画書を読んでくれたし、「インシデンタル・エコノミスト」を健康政策のジャンルで世界トップクラスの読者数を誇るブログにするのに尽力してくれた。

二〇〇九年、私はシリウスXMラジオの番組「ピート・ドミニクと一緒に立ち上がれ！（Stand Up! with Pete Dominick）」にゲスト出演し、ほどなく毎週出演することになった。それから数年が経ち、ピートは今や親友の一人だし、強力な支援者でもある。そもそもブログを始めるように勧めてくれたのはピートだし、彼は、私に自分が思っている以上の能力がつねにあると信じてくれる仲間の一人だ。彼には感謝してもしきれない。

ユーチューブの「ヘルスケア・トリアージ（Healthcare Triage）」という番組も、私の世界を変えてくれた。本書の多くの章は、その番組のエピソードをもとにしているし、その番組の司会を務めることは、人生最大の喜びの一つだ。スタン・マラーとマーク・オルセンには、一生かかっても感謝しきれない。二人には数えきれないほどお世話になっている。

「ヘルスケア・トリアージ」はジョン・グリーンがいなければ実現しなかった。本書の話が持ち上がったのは、彼の支援と友情のおかげにほかならない。ジョンと彼の妻サラは、私たちのよき友になった。そして私は、ジョンが、アメリカの医療費が高い理由に関するビデオを作ったのちに（私が自分のブログ用におこなった研究調査の多くを参考にしていた）、ジョンと私を結びつけてくれた不特定のツイッターユーザーたちにいつまでも感謝する。私は二〇一一年に共著書を出版したのち、もう本を書くことはないだろうと思っていたが、ジョンが絶えず刺激して促してくれたおかげで、本書の執筆が実現した。ジョンが、エージェントであるジョディ・リーマーと私を引き合わせてくれた。リーマーがいなかったら、やはり本書は形にならなかっただろう。本書が最初から最後までまとまったのは、彼女の誠実かつ思慮深い助言のおかげだ。本書は彼女のスキルとウィットによるところが大きい。

それに関連して、編集者のアレックス・リトルフィールドとアレックスの同僚であるピラー・ガルシア＝ブラウンにもお礼を言う必要がある。彼らの助けがなければ、本書はここまでよいものにはならなかっただろう。また、私はこれまでの仕事を通じて、優れた編集が優れた執筆に役立つことを学んできたが、あなたが読んできた本書についても、彼らの功績は大きい。

私の能力をつねに信じてくれ、そのことで私に自信を与えてくれるのは、家族も同然の友人たちだ。トッド・マウアーと妻のリンダ、そしてマウアー夫妻の子どもであるアレクシス、テッサ、ベラは、インディアナポリスで初めてできた本当の友だったし、ずっとよき友でいてくれている。出会ったのはより最近だがマウアー家の人びとに劣らず愛しているのは、ジム・フライシャーと妻のアリ、フライシャー夫妻の子どものイーサン、スペンサー、マディだ。フライシャー家の人びとは、ミシガン州への毎年の旅行を待ち遠しいものにしてくれる。デイヴィッド・バレットと妻のジャッキー、グレッグ・マウラーと妻のミーガンは、最高の食事のいくつかを共にしてきた相手でもあり、私に食品やワインのことを教示してくれる師匠としていつも頼りになる。デイヴィッドとグレッグはいつだって私のあきれ顔を大目に見てくれる。トッドはわざと疑似科学の話題を出して私をいらつかせるし、ジムは私の冗談に笑ってくれる。人を怒らせるすべを知っていたり、才能があると信じさせてくれたりする友人たちは、なくてはならない存在だ。

私が参加しているゲームのグループの仲間についても、特に名前を挙げておきたい。タイソン、カート、ティム、アダム、チャド、ベン、ヘイデン、それにスタン・マラーと私の二人の息子だ。週に一度彼らと顔を合わせるのは、特に大切な時間だ。それに、この仲間たちほど、いい加減な科学研究を見つけて私の注意を引くのがうまい人びとはいない。

父のスタン・キャロルと母のシェリーは、私にできないことはないとつねに信じてくれている。たとえ、私がそれを疑いそうになったときでも。義父のマイケル・シューマンと義母のシャロンも同様だ。私の兄弟姉妹や義理の兄弟姉妹の支えも、なくてはならないものだ。

なかでも、兄弟のデイヴィッドには特に感謝したい。デイヴィッドは、毎日のように電話をする唯一の相手だ。彼の支援は何物にも代えがたい。一九九四年、二人で夏のあいだに一万四〇〇〇キロ近くをドライブした。そんなことができる相手は、世界中でデイヴィッドしかいない。

最後に、私の家族についても語る必要がある。自分がわが子を愛するだろうとは思っていたが、これほど愛しい三人の子どもを持つことになるとは夢にも思わなかった。私とずっと一緒にいるのは簡単ではないはずだが、子どもたちは思いやりを持ってそうしてくれている。私の欠点を我慢してくれ、落ちこんだときには元気づけてくれる。とりわけ驚きなのは、ゲームを決して拒まないことだ。なにしろ、古いマリオパーティも嫌がらない。そのゲームを約二〇年前に買ったときには、いつか子どもと合図一つでプレイできることになるとは想像もしなかった。ジェイコブは私よりうまい。私がノアほどできればいいのだが。娘のシドニーは、まさに私の世界を変える。あの子が私と手をつなぎたいという気持ちをなくさないでくれるといいのだが。私は子どもたち（それにシドニーが飼っているハムスターのギズモ・フラッフィーボトム）を心から愛している。

そして、妻のエイミーがいる。何から話せばいいのかわからないくらいだ。どれだけ妻に支えられているか、言葉では表せない。私が仕事をしてこられた唯一の理由は、妻がいて、ほかのすべてを切り盛りしてくれたからだ。妻は、私が知っている人のなかで、最もまめで最も有能で最も思いやりがある。子どもたちがとてもすばらしいのは、妻のおかげだ。私が見苦しくない身なりなのも、妻のおかげだ。友人と付き合い、社会生活を送り、新しい経験をすることができるのも、妻のおかげだ。私は、言葉で伝えられないほど妻を愛しているし、過去二〇年間に好きなことをしてきたのだとしたら、お礼を言う相手は妻だ。すべて、妻のおかげ以外の何物でもない。

妻がそれを知っていてくれたらと思う。

11 T. Haspel, "Is Organic Agriculture Really Better for the Environment?," *Washington Post,* May 14, 2016.

12 C. Wilcox, "Mythbusting 101: Organic Farming > Conventional Agriculture," *Science Sushi* (blog), *Scientific American,* July 18, 2011, https://blogs.scientificamerican.com/science-sushi/httpblogsscientificamericancomsciencesushi20110718mythbusting-101-organic-farming-conventional-agriculture/.

13 P. Caboni, T. B. Sherer, N. Zhang, G. Taylor, H. M. Na, J. T. Greenamyre, et al., "Rotenone, Deguelin, Their Metabolites, and the Rat Model of Parkinson's Disease," *Chemical Research in Toxicology* 17, no. 11, (2004): 1540–48.

14 "Organic Market Overview," U.S. Department of Agriculture, Economic Research Service, last updated April 4, 2017, https://www.ers.usda.gov/topics/natural-resources-environment/organic-agriculture/organic-market-overview/.

15 K. Heinze, "European Organic Market Grew to More Than 26 Billion Euros in 2014," *Organic-market.info,* February 23, 2016, http://organic-market.info/news-in-brief-and-reports-article/european-organic-market-grew-to-morethan-26-billion-euros-in-2014.html.

さいごに

1 S. Bowen, S. Elliott, and J. Brenton, "The Joy of Cooking?," *Contexts* 13, no. 3 (2014): 20–25.

2 A. E. Carroll, "Obesity Interventions Can Improve More Than Just Body Mass Index," *JAMA Pediatrics* 167, no. 11 (2013): 1002–3.

24 R. S. Geha, A. Beise, C. Ren, R. Patterson, P. A. Greenberger, L. C. Grammer, et al., "Multicenter, Double-Blind, Placebo-Controlled, Multiple-Challenge Evaluation of Reported Reactions to Monosodium Glutamate," *Journal of Allergy and Clinical Immunology* 106, no. 5 (2000): 973–80.

第10章 非有機食品

1 National Organic Program, "Organic Production and Handling Standards" (U.S. Department of Agriculture, October 2002; updated October 2011), https://www.ams.usda.gov/sites/default/files/media/Organic%20ProductionHandling%20Standards.pdf.

2 A. Carlson, "Investigating Retail Price Premiums for Organic Foods," *Amber Waves,* May 24, 2016, https://www.ers.usda.gov/amberwaves/2016/may/investigating-retail-price-premiums-for-organic-foods/.

3 Ibid.

4 C. Smith-Spangler, M. L. Brandeau, G. E. Hunter, J. C. Bavinger, M. Pearson, P. J. Eschbach, et al., "Are Organic Foods Safer or Healthier Than Conventional Alternatives? A Systematic Review," *Annals of Internal Medicine* 157, no. 5 (2012): 348–66.

5 M. Baranski, D. Srednicka-Tober, N. Volakakis, C. Seal, R. Sanderson, G. B. Stewart, et al., "Higher Antioxidant and Lower Cadmium Concentrations and Lower Incidence of Pesticide Residues in Organically Grown Crops: A Systematic Literature Review and Meta-analyses," *British Journal of Nutrition* 112, no. 5 (2014): 794–811.

6 Newcastle University, "Organic vs Non-organic Food," press release, October 8, 2015, http://www.ncl.ac.uk/press/news/2015/10/organicvsnon-organicfood/.

7 "Antioxidants," MedlinePlus, National Library of Medicine, last updated May 5, 2017, https://medlineplus.gov/antioxidants.html.

8 I. M. Lee, N. R. Cook, J. M. Gaziano, D. Gordon, P. M. Ridker, J. E. Manson, et al., "Vitamin E in the Primary Prevention of Cardiovascular Disease and Cancer: The Women's Health Study; A Randomized Controlled Trial," *JAMA* 294, no. 1 (2005): 56–65; The HOPE and HOPE-TOO Trial Investigators, "Effects of Long-Term Vitamin E Supplementation on Cardiovascular Events and Cancer: A Randomized Controlled Trial," *JAMA* 293, no. 11 (2005): 1338–47; GISSI-Prevenzione Investigators, "Dietary Supplementation with n-3 Polyunsaturated Fatty Acids and Vitamin E After Myocardial Infarction: Results of the GISSI-Prevenzione Trial," *Lancet* 354, no. 9177 (1999): 447–55.

9 C. H. Hennekens, J. E. Buring, J. E. Manson, M. Stampfer, B. Rosner, N. R. Cook, et al., "Lack of Effect of Long-Term Supplementation with Beta Carotene on the Incidence of Malignant Neoplasms and Cardiovascular Disease," *New England Journal of Medicine* 334, no. 18 (1996): 1145–49.

10 N. R. Cook, C. M. Albert, J. M. Gaziano, E. Zaharris, J. MacFadyen, E. Danielson, et al., "A Randomized Factorial Trial of Vitamins C and E and Beta Carotene in the Secondary Prevention of Cardiovascular Events in Women: Results from the Women's Antioxidant Cardiovascular Study," *Archives of Internal Medicine* 167, no. 15 (2007): 1610–18; S. Hercberg, P. Galan, P. Preziosi, S. Bertrais, L. Mennen, D. Malvy, et al. "The SU.VI.MAX Study: A Randomized, Placebo-Controlled Trial of the Health Effects of Antioxidant Vitamins and Minerals," *Archives of Internal Medicine* 164, no. 21 (2004): 2335–42.

Carrageenan Because Of You!," August 19, 2014, http://foodbabe.com/2014/08/19/breaking-major-company-removing-controversial-ingredient-carrageenan-because-of-you.

7 "List of Classifications," World Health Organization, International Agency for Research on Cancer, http://monographs.iarc.fr/ENG/Classification/.

8 Food Babe, "The One Thing Subway Is Still Hiding from All of Us!," February 7, 2014, http://foodbabe.com/2014/02/07/subway-update/.

9 Food Babe, "Subway: Stop Using Dangerous Chemicals In Your Bread," n.d., http://foodbabe.com/subway/.

10 Robert Ho Man Kwok, "Chinese-Restaurant Syndrome," letter, *New England Journal of Medicine* 278, no. 14 (1968): 796.

11 R. D. Lyons, "Chinese Restaurant Syndrome Puzzles Doctors," *New York Times,* May 19, 1968, 68.

12 I. Mosby, "'That Won-Ton Soup Headache': The Chinese Restaurant Syndrome, MSG and the Making of American Food, 1968–1980," *Social History of Medicine* 22, no. 1 (2009): 133–51.

13. Mosby, "'That Won-Ton Soup Headache.'"

14 P. L. Raymer, "That Won-Ton Soup Headache," *New York Times,* April 20, 1977, http://www.nytimes.com/1977/04/20/archives/westchester-weekly-that-wonton-soup-headache.html

15 J. W. Olney, "Brain Lesions, Obesity, and Other Disturbances in Mice Treated with Monosodium Glutamate," *Science* 164, no. 3880 (1969): 719.

16 H. Ohguro, H. Katsushima, I. Maruyama, T. Maeda, S. Yanagihashi, T. Metoki, et al., "A High Dietary Intake of Sodium Glutamate as Flavoring (Ajinomoto) Causes Gross Changes in Retinal Morphology and Function," *Experimental Eye Research* 75, no. 3 (2002): 307–15.

17 "Questions and Answers on Monosodium Glutamate (MSG)," U.S. Food and Drug Administration, November 19, 2012, https://www.fda.gov/Food/IngredientsPackagingLabeling/FoodAdditivesIngredients/ucm328728.htm.

18 Bonanza: Mosby, "'That Won-Ton Soup Headache.'"

19 C. Agostoni, B. Carratù, C. Boniglia, A. M. Lammardo, E. Riva, and E. Sanzini, "Free Glutamine and Glutamic Acid Increase in Human Milk Through a Three-Month Lactation Period," *Journal of Pediatric Gastroenterology and Nutrition* 31, no. 5 (2000): 508–12.

20 K. W. Chin, M. M. Garriga, and D. D. Metcalfe, "The Histamine Content of Oriental Foods," *Food and Chemical Toxicology* 27, no. 5 (1989): 283–87.

21 L. Tarasoff and M. F. Kelly, "Monosodium L-glutamate: A Double-Blind Study and Review," *Food and Chemical Toxicology* 31, no. 12 (1993): 1019–35.

22 R. K. Woods, J. M. Weiner, F. Thien, M. Abramson, and E. H. Walters, "The Effects of Monosodium Glutamate in Adults with Asthma Who Perceive Themselves to Be Monosodium Glutamate-Intolerant," *Journal of Allergy and Clinical Immunology,* pt. 1, 101, no. 6 (1998): 762–71.

23 K. M. Woessner, R. A. Simon, and D. D. Stevenson, "Monosodium Glutamate Sensitivity in Asthma," *Journal of Allergy and Clinical Immunology,* pt. 1, 104, no. 2 (1999): 305–10.

Deficit Disorder," *Pediatrics* 93, no. 1 (1994): 70–75.
25 B. A. Magnuson, G. A. Burdock, J. Doull, R. M. Kroes, G. M. Marsh, M. W. Pariza, et al., "Aspartame: A Safety Evaluation Based on Current Use Levels, Regulations, and Toxicological and Epidemiological Studies," *Critical Reviews in Toxicology* 37, no. 8 (2007): 629–727.
26 J. Suez, T. Korem, D. Zeevi, G. Zilberman-Schapira, C. A. Thaiss, O. Maza, et al., "Artificial Sweeteners Induce Glucose Intolerance by Altering the Gut Microbiota," *Nature* 514, no. 7521 (2014): 181–86.
27 S. P. Fowler, K. Williams, R. G. Resendez, K. J. Hunt, H. P. Hazuda, and M. P. Stern, "Fueling the Obesity Epidemic? Artificially Sweetened Beverage Use and Long-Term Weight Gain," *Obesity* 16, no. 8 (2008): 1894–1900.
28 C. W. Chia, M. Shardell, T. Tanaka, D. D. Liu, K. S. Gravenstein, E. M. Simonsick, et al., "Chronic Low-Calorie Sweetener Use and Risk of Abdominal Obesity Among Older Adults: A Cohort Study," *PLOS ONE* 11, no. 11 (2016): e0167241.
29 M. A. Pereira, "Diet Beverages and the Risk of Obesity, Diabetes, and Cardiovascular Disease: A Review of the Evidence," *Nutrition Reviews* 71, no. 7 (2013): 433–40.
30 D. F. Tate, G. Turner-McGrievy, E. Lyons, J. Stevens, K. Erickson, K. Polzien, et al., "Replacing Caloric Beverages with Water or Diet Beverages for Weight Loss in Adults: Main Results of the Choose Healthy Options Consciously Everyday (CHOICE) Randomized Clinical Trial," *American Journal of Clinical Nutrition* 95, no. 3 (2012): 555–63.
31 P. E. Miller and V. Perez, "LowCalorie Sweeteners and Body Weight and Composition: A Meta-analysis of Randomized Controlled Trials and Prospective Cohort Studies," *American Journal of Clinical Nutrition* 100, no. 3 (2014): 765–77.
32 P. Rosenthal, "Fading Diet Pepsi Brings Back Sweetener That Sickens Rats but Tastes Better," *Chicago Tribune,* June 28, 2016, http://www.chicagotribune.com/business/ct-rosenthal-diet-pepsi-aspartame-rats-0628-biz-20160627-column.html.

第９章　うま味調味料

1 A. J. Wakefield, S. H. Murch, A. Anthony, J. Linnell, D. M. Casson, M. Malik, et al., "RETRACTED: Ileal-Lymphoid-Nodular Hyperplasia, Non-specific Colitis, and Pervasive Developmental Disorder in Children," *Lancet* 351, no. 9103 (1998): 637–41.
2 B. Deer, "How the Case Against the MMR Vaccine Was Fixed," *BMJ* 342 (2011): c5347.
3 A. E. Carroll, "JAMA Forum: When Good Science Doesn't Sway Minds, It's Time to Move On," *@newsatJAMA* (blog), *JAMA,* May 6, 2015, https://newsatjama.jama.com/2015/05/06/jama-forum-when-good-science-doesnt-swayminds-its-time-to-move-on/.
4 L. C. Dolan, R. A. Matulka, and G. A. Burdock, "Naturally Occurring Food Toxins," *Toxins* 2, no. 9 (2010): 2289–2332.
5 Food Babe, "Watch Out for This Carcinogen in Your Organic Food," last updated February 24, 2015, http://foodbabe.com/2012/05/22/watch-out-for-this-carcinogen-in-your-organic-food.
6 Food Babe, "BREAKING: Major Company Removing Controversial Ingredient

www.cdc.gov/nchs/data/databriefs/db122.pdf.
11 C. L. Ogden, B. K. Kit, M. D. Carroll, and S. Park, "Consumption of Sugar Drinks in the United States, 2005–2008" (National Center for Health Statistics, Data Brief No. 71, August 2013), https://www.cdc.gov/nchs/data/databriefs/db71.pdf.
12 L. Te Morenga, S. Mallard, and J. Mann, "Dietary Sugars and Body Weight: Systematic Review and Meta-analyses of Randomised Controlled Trials and Cohort Studies," *BMJ* 346 (2013): e7492.
13 S. Basu, P. Yoffe, N. Hills, and R. H. Lustig, "The Relationship of Sugar to Population-Level Diabetes Prevalence: An Econometric Analysis of Repeated Cross-Sectional Data," *PLOS ONE* 8, no. 2 (2013): e57873.
14 "Artificial Sweeteners and Cancer," National Cancer Institute, reviewed August 5, 2009, https://www.cancer.gov/about-cancer/causes-prevention/risk/diet/artificial-sweeteners-fact-sheet.
15 M. R. Weihrauch and V. Diehl, "Artificial Sweeteners — Do They Bear a Carcinogenic Risk?," *Annals of Oncology* 15, no. 10 (2004): 1460– 65.
16 S. Fukushima, M. Arai, J. Nakanowatari, T. Hibino, M. Okuda, and N. Ito, "Differences in Susceptibility to Sodium Saccharin Among Various Strains of Rats and Other Animal Species," *Gann* 74, no. 1 (1983): 8–20.
17 Weihrauch and Diehl, "Artificial Sweeteners."
18 B. Armstrong and R. Doll, "Bladder Cancer Mortality in England and Wales in Relation to Cigarette Smoking and Saccharin Consumption," *British Journal of Preventive & Social Medicine* 28, no. 4 (1974): 233–40; O. M. Jensen and C. Kamby, "Intra-Uterine Exposure to Saccharin and Risk of Bladder Cancer in Man," *International Journal of Cancer* 29, no. 5 (1982): 507–9; H. A. Risch, J. D. Burch, A. B. Miller, G. B. Hill, R. Steele, and G. R. Howe, "Dietary Factors and the Incidence of Cancer of the Urinary Bladder," *American Journal of Epidemiology* 127, no. 6 (1988): 1179–91.
19 J. W. Olney, N. B. Farber, E. Spitznagel, and L. N. Robins, "Increasing Brain Tumor Rates: Is There a Link to Aspartame?," *Journal of Neuropathology & Experimental Neurology* 55, no. 11 (1996): 1115–23.
20 J. G. Gurney, J. M. Pogoda, E. A. Holly, S. S. Hecht, and S. Preston-Martin, "Aspartame Consumption in Relation to Childhood Brain Tumor Risk: Results from a Case-Control Study," *Journal of the National Cancer Institute* 89, no. 14 (1997): 1072–74.
21 U. Lim, A. F. Subar, T. Mouw, P. Hartge, L. M. Morton, R. Stolzenberg-Solomon, et al., "Consumption of Aspartame-Containing Beverages and Incidence of Hematopoietic and Brain Malignancies," *Cancer Epidemiology, Biomarkers & Prevention* 15, no. 9 (2006): 1654–59.
22 M. Soffritti, F. Belpoggi, D. Degli Esposti, and L. Lambertini, "Aspartame Induces Lymphomas and Leukaemias in Rats," *European Journal of Oncology* 10, no. 2 (2005): 107–16.
23 P. A. Spiers, L. Sabounjian, A. Reiner, D. K. Myers, J. Wurtman, and D. L. Schomer, "Aspartame: Neuropsychologic and Neurophysiologic Evaluation of Acute and Chronic Effects," *American Journal of Clinical Nutrition* 68, no. 3 (1998): 531–37.
24 B. A. Shaywitz, C. M. Sullivan, G. M. Anderson, S. M. Gillespie, B. Sullivan, and S. E. Shaywitz, "Aspartame, Behavior, and Cognitive Function in Children with Attention

35 L. Chen, E. M. Bell, M. L. Browne, C. M. Druschel, and P. A. Romitti, "Exploring Maternal Patterns of Dietary Caffeine Consumption Before Conception and During Pregnancy," *Maternal and Child Health Journal* 18, no. 10 (2014): 2446–55.
36 G. M. Buck Louis, K. J. Sapra, E. F. Schisterman, C. D. Lynch, J. M. Maisog, K. L. Grantz, et al., "Lifestyle and Pregnancy Loss in a Contemporary Cohort of Women Recruited Before Conception: The LIFE Study," *Fertility and Sterility* 106, no. 1 (2016): 180–88.
37 J. D. Peck, A. Leviton, and L. D. Cowan, "A Review of the Epidemiologic Evidence Concerning the Reproductive Health Effects of Caffeine Consumption: A 2000–2009 Update," *Food and Chemical Toxicology* 48, no. 10 (2010): 2549– 76.
38 S. Jahanfar and S. H. Jaafar, "Effects of Restricted Caffeine Intake by Mother on Fetal, Neonatal and Pregnancy Outcomes," *Cochrane Database of Systematic Reviews,* no. 6 (2015).
39 World Health Organization, International Agency for Research on Cancer, "IARC Monographs Evaluate Drinking Coffee, Maté, and Very Hot Beverages," press release, June 15, 2016, https://www.iarc.fr/en/media-centre/pr/2016/pdfs/pr244_E.pdf.

第8章　ダイエットソーダ

1 A. E. Carroll, "The Evidence Supports Artificial Sweeteners over Sugar," *Upshot* (blog), *New York Times,* July 27, 2015, https://www.nytimes.com/2015/07/28/upshot/the-evidence-supports-artificial-sweeteners-over-sugar.html.
2 C. E. Kearns, L. A. Schmidt, and S. A. Glantz, "Sugar Industry and Coronary Heart Disease Research: A Historical Analysis of Internal Industry Documents," *JAMA Internal Medicine* 176, no. 11 (2016): 1680–85.
3 R. B. McGandy, D. M. Hegsted, and F. J. Stare, "Dietary Fats, Carbohydrates and Atherosclerotic Vascular Disease," pt. 1, *New England Journal of Medicine* 277, no. 4 (1967): 186–92; ibid., pt. 2, *New England Journal of Medicine* 277, no. 5 (1967): 245–47.
4 Ibid.
5 Ibid.
6 Q. Yang, Z. Zhang, E. W. Gregg, W. Flanders, R. Merritt, and F. B. Hu, "Added Sugar Intake and Cardiovascular Diseases Mortality Among US Adults," *JAMA Internal Medicine* 174, no. 4 (2014): 516–24.
7 L. A. Schmidt, "New Unsweetened Truths About Sugar," *JAMA Internal Medicine* 174, no. 4 (2014): 525–26.
8 R. H. Lustig, K. Mulligan, S. M. Noworolski, V. W. Tai, M. J. Wen, A. Erkin-Cakmak, et al., "Isocaloric Fructose Restriction and Metabolic Improvement in Children with Obesity and Metabolic Syndrome," *Obesity* 24, no. 2 (2016): 453– 60.
9 R. B. Ervin, B. K. Kit, M. D. Carroll, and C. L. Ogden, "Consumption of Added Sugar Among U.S. Children and Adolescents, 2005–2008" (National Center for Health Statistics, Data Brief No. 87, March 2012), https://www.cdc.gov/nchs/data/databriefs/db87.pdf.
10 R. B. Ervin and C. L. Ogden, "Consumption of Added Sugars Among U.S. Adults, 2005–2010" (National Center for Health Statistics, Data Brief No. 122, May 2013), https://

Systematic Review," *Liver International* 34, no. 4 (2014): 495– 504.
21 H. Qi and S. Li, "Dose-Response Meta-analysis on Coffee, Tea and Caffeine Consumption with Risk of Parkinson's Disease," *Geriatrics & Gerontology International* 14, no. 2 (2014): 430–39.
22 L. Arab, F. Khan, and H. Lam, "Epidemiologic Evidence of a Relationship Between Tea, Coffee, or Caffeine Consumption and Cognitive Decline," *Advances in Nutrition* 4, no. 1 (2013): 115–22.
23 C. Santos, J. Costa, J. Santos, A. Vaz-Carneiro, and N. Lunet, "Caffeine Intake and Dementia: Systematic Review and Meta-analysis," *Journal of Alzheimer's Disease* 20, suppl. 1 (2010): S187–204.
24 R. M. van Dam and F. B. Hu, "Coffee Consumption and Risk of Type 2 Diabetes: A Systematic Review," *JAMA* 294, no. 1 (2005): 97–104.
25 M. Ding, S. N. Bhupathiraju, M. Chen, R. M. van Dam, and F. B Hu, "Caffeinated and Decaffeinated Coffee Consumption and Risk of Type 2 Diabetes: A Systematic Review and a Dose-Response Meta-analysis," *Diabetes Care* 37, no. 2 (2014): 569–86.
26 Y. Je and E. Giovannucci, "Coffee Consumption and Total Mortality: A Meta-analysis of Twenty Prospective Cohort Studies," *British Journal of Nutrition* 111, no. 7 (2014): 1162–73.
27 Y. Zhao, K. Wu, J. Zheng, R. Zuo, and D. Li, "Association of Coffee Drinking with All-Cause Mortality: A Systematic Review and Meta-analysis," *Public Health Nutrition* 18, no. 7 (2015): 1282–91.
28 Ding, Bhupathiraju, Chen, et al., "Caffeinated and Decaffeinated Coffee Consumption."
29 M. Noordzij, C. S. Uiterwaal, L. R. Arends, F. J. Kok, D. E. Grobbee, and J. M. Geleijnse, "Blood Pressure Response to Chronic Intake of Coffee and Caffeine: A Meta-analysis of Randomized Controlled Trials," *Journal of Hypertension* 23, no. 5 (2005): 921–28.
30 A. E. Mesas, L. M. Leon-Muñoz, F. Rodriguez-Artalejo, and E. Lopez-Garcia, "The Effect of Coffee on Blood Pressure and Cardiovascular Disease in Hypertensive Individuals: A Systematic Review and Meta-analysis," *American Journal of Clinical Nutrition* 94, no. 4 (2011): 1113–26.
31 M. Steffen, C. Kuhle, D. Hensrud, P. J. Erwin, and M. H. Murad, "The Effect of Coffee Consumption on Blood Pressure and the Development of Hypertension: A Systematic Review and Meta-analysis," *Journal of Hypertension* 30, no. 12 (2012): 2245–54.
32 L. Cai, D. Ma, Y. Zhang, Z. Liu, and P. Wang, "The Effect of Coffee Consumption on Serum Lipids: A Meta-analysis of Randomized Controlled Trials," *European Journal of Clinical Nutrition* 66, no. 8 (2012): 872–77; S. H. Jee, J. He, L. J. Appel, P. K. Whelton, I. Suh, and M. J. Klag, "Coffee Consumption and Serum Lipids: A Meta-analysis of Randomized Controlled Clinical Trials," *American Journal of Epidemiology* 153, no. 4 (2001): 353–62.
33 U.S. Department of Health and Human Services and U.S. Department of Agriculture, *2015–2020 Dietary Guidelines for Americans,* 8th ed. (December 2015), https://health.gov/dietaryguidelines/2015/guidelines/.
34 L. Fenster, A. E. Hubbard, S. H. Swan, G. C. Windham, K. Waller, R. A. Hiatt, et al., "Caffeinated Beverages, Decaffeinated Coffee, and Spontaneous Abortion," *Epidemiology* 8, no. 5 (1997): 515–23.

Maintenance of Normal Hydration in Human Subjects: Results from a Randomised Controlled Trial," *British Journal of Nutrition* 106, no. 4 (2011): 588–95.

8 A. C. Grandjean, K. J. Reimers, K. E. Bannick, and M. C. Haven, "The Effect of Caffeinated, Non-caffeinated, Caloric and Non-caloric Beverages on Hydration," *Journal of the American College of Nutrition* 19, no. 5 (2000): 591–600.

9 Aaron E. Carroll, "More Consensus on Coffee's Effect on Health Than You Might Think," *Upshot* (blog), *New York Times,* May 11, 2015, https://www.nytimes.com/2015/05/12/upshot/more-consensus-on-coffees-benefits-thanyou-might-think.html.

10 M. Ding, S. N. Bhupathiraju, A. Satija, R. M. van Dam, and F. B. Hu, "Long-Term Coffee Consumption and Risk of Cardiovascular Disease: A Systematic Review and a Dose-Response Meta-analysis of Prospective Cohort Studies," *Circulation* 129, no. 6 (2014): 643–59.

11 S. C. Larsson and N. Orsini, "Coffee Consumption and Risk of Stroke: A Dose-Response Meta-analysis of Prospective Studies," *American Journal of Epidemiology* 174, no. 9 (2011): 993–1001.

12 B. Kim, Y. Nam, J. Kim, H. Choi, and C. Won, "Coffee Consumption and Stroke Risk: A Meta-analysis of Epidemiologic Studies," *Korean Journal of Family Medicine* 33, no. 6 (2012): 356–65.

13 E. Mostofsky, M. S. Rice, E. B. Levitan, and M. A. Mittleman, "Habitual Coffee Consumption and Risk of Heart Failure: A Dose-Response Meta-analysis," *Circulation: Heart Failure* 5, no. 4 (2012): 401–5.

14 S. C. Larsson and A. Wolk, "Coffee Consumption and Risk of Liver Cancer: A Meta-analysis," *Gastroenterology* 132, no. 5 (2007): 1740–45.

15 L.-X. Sang, B. Chang, X.-H. Li, and M. Jiang, "Consumption of Coffee Associated with Reduced Risk of Liver Cancer: A Meta-analysis," *BMC Gastroenterology* 13, no. 1 (2013): 1–13; F. Bravi, C. Bosetti, A. Tavani, S. Gallus, and C. La Vecchia, "Coffee Reduces Risk for Hepatocellular Carcinoma: An Updated Meta-analysis," *Clinical Gastroenterology and Hepatology* 11, no. 11 (2013): 1413–21.e1.

16 C.-H. Park, S.-K. Myung, T.-Y. Kim, H. G. Seo, Y.-J. Jeon, Y. Kim, et al., "Coffee Consumption and Risk of Prostate Cancer: A Metaanalysis of Epidemiological Studies," *BJU International* 106, no. 6 (2010): 762–69; A. Discacciati, N. Orsini, and A. Wolk, "Coffee Consumption and Risk of Nonaggressive, Aggressive and Fatal Prostate Cancer — A Dose-Response Meta-analysis," *Annals of Oncology* 25, no. 3 (2014): 584–91.

17 W. Jiang, Y. Wu, and X. Jiang, "Coffee and Caffeine Intake and Breast Cancer Risk: An Updated Dose-Response Meta-analysis of 37 Published Studies," *Gynecologic Oncology* 129, no. 3 (2013): 620–29; N. Tang, B. Zhou, B. Wang, and R. Yu, "Coffee Consumption and Risk of Breast Cancer: A Metaanalysis," *American Journal of Obstetrics and Gynecology* 200, no. 3 (2009): 290.e1–9.

18 N. Tang, Y. Wu, J. Ma, B. Wang, and R. Yu, "Coffee Consumption and Risk of Lung Cancer: A Meta-analysis," *Lung Cancer* 67, no. 1 (2010): 17–22.

19 X. Yu, Z. Bao, J. Zou, and J. Dong, "Coffee Consumption and Risk of Cancers: A Meta-analysis of Cohort Studies," *BMC Cancer* 11, no. 1 (2011): 1–11.

20 S. Saab, D. Mallam, G. A. Cox, and M. J. Tong, "Impact of Coffee on Liver Diseases: A

et al., "Probability and Predictors of Transition from First Use to Dependence on Nicotine, Alcohol, Cannabis, and Cocaine: Results of the National Epidemiologic Survey on Alcohol and Related Conditions (NESARC)," *Drug and Alcohol Dependence* 115, nos. 1–2 (2011): 120–30.
41 D. J. Nutt, L. A. King, and L. D. Phillips, "Drug Harms in the UK: A Multicriteria Decision Analysis," *Lancet* 376, no. 9752 (2010): 1558–65.
42 C. O'Leary, S. R. Zubrick, C. L. Taylor, G. Dixon, and C. Bower, "Prenatal Alcohol Exposure and Language Delay in 2-Year-Old Children: The Importance of Dose and Timing on Risk," *Pediatrics* 123, no. 2 (2009): 547–54.
43 S. Popova, S. Lange, C. Probst, G. Gmel, and J. Rehm, "Estimation of National, Regional, and Global Prevalence of Alcohol Use During Pregnancy and Fetal Alcohol Syndrome: A Systematic Review and Meta-analysis," *Lancet Global Health* 5, no. 3 (2017): e290–99.
44 A. Skogerbo, U. S. Kesmodel, T. Wimberley, H. Stovring, J. Bertrand, N. I. Landro, et al., "The Effects of Low to Moderate Alcohol Consumption and Binge Drinking in Early Pregnancy on Executive Function in 5-Year-Old Children," *BJOG* 119, no. 10 (2012): 1201–10.
45 B. Sood, V. Delaney-Black, C. Covington, B. Nordstrom-Klee, J. Ager, T. Templin, et al., "Prenatal Alcohol Exposure and Childhood Behavior at Age 6 to 7 Years: I. Dose-Response Effect," *Pediatrics* 108, no. 2 (2001): E34.
46 B. L. Anderson, E. P. Dang, R. L. Floyd, R. Sokol, J. Mahoney, and J. Schulkin, "Knowledge, Opinions, and Practice Patterns of Obstetrician-Gynecologists Regarding Their Patients' Use of Alcohol," *Journal of Addiction Medicine* 4, no. 2 (2010): 114–21.
47 E. Oster, *Expecting Better: Why the Conventional Wisdom Is Wrong — and What You Really Need to Know* (New York: Penguin, 2013), xxii.
48 U.S. Department of Health and Human Services and U.S. Department of Agriculture, *2015–2020 Dietary Guidelines for Americans,* appendix 9.

第7章　コーヒー

1 J. Stromberg, "It's a Myth: There's No Evidence That Coffee Stunts Kids' Growth," Smithsonian.com, December 20, 2013.
2 L. K. Massey and S. J. Whiting, "Caffeine, Urinary Calcium, Calcium Metabolism and Bone," *Journal of Nutrition* 123, no. 9 (1993): 1611–14.
3 R. P. Heaney, "Effects of Caffeine on Bone and the Calcium Economy," *Food and Chemical Toxicology* 40, no. 9 (2002): 1263–70.
4 T. Lloyd, N. J. Rollings, K. Kieselhorst, D. F. Eggli, and E. Mauger, "Dietary Caffeine Intake Is Not Correlated with Adolescent Bone Gain," *Journal of the American College of Nutrition* 17, no. 5 (1998): 454–57.
5 P. T. Packard and R. R. Recker, "Caffeine Does Not Affect the Rate of Gain in Spine Bone in Young Women," *Osteoporosis International* 6, no. 2 (1996): 149–52.
6 Y. Zhang, A. Coca, D. J. Casa, J. Antonio, J. M. Green, and P. A. Bishop, "Caffeine and Diuresis During Rest and Exercise: A Meta-analysis," *Journal of Science and Medicine in Sport* 18, no. 5 (2015): 569–74.
7 C. H. Ruxton and V. A. Hart, "Black Tea Is Not Significantly Different from Water in the

2015–2020 Dietary Guidelines for Americans, 8th ed. (December 2015), appendix 9, https://health.gov/dietaryguidelines/2015/guidelines/appendix-9/.
23 S. Begley, "A Little Alcohol May Not Be Good for You After All," *STAT,* March 22, 2016, https://www.statnews.com/2016/03/22/alcohol-longevity-benefit-challenged.
24 T. Stockwell, J. Zhao, S. Panwar, A. Roemer, T. Naimi, and T. Chikritzhs, "Do 'Moderate' Drinkers Have Reduced Mortality Risk? A Systematic Review and Meta-analysis of Alcohol Consumption and All-Cause Mortality," *Journal of Studies on Alcohol and Drugs* 77, no. 2 (2016): 185–98.
25 Holahan et al., "Late-Life Alcohol Consumption."
26 P. E. Ronksley, S. E. Brien, B. J. Turner, K. J. Mukamal, and W. A. Ghali, "Association of Alcohol Consumption with Selected Cardiovascular Disease Outcomes: A Systematic Review and Meta-analysis," *BMJ* 342 (2011): d671.
27 Britton, Singh-Manoux, and Marmot, "Alcohol Consumption and Cognitive Function."
28 Howard, Arnsten, and Gourevitch, "Effect of Alcohol Consumption on Diabetes Mellitus."
29 Droste et al., "A Daily Glass of Red Wine Associated with Lifestyle Changes Independently Improves Blood Lipids."
30 Gepner, Golan, Harman-Boehm, et al., "Effects of Initiating Moderate Alcohol Intake on Cardiometabolic Risk in Adults with Type 2 Diabetes."
31 Gepner, Henkin, Schwarzfuchs, et al., "Differential Effect of Initiating Moderate Red Wine Consumption on 24-h Blood Pressure."
32 Brien et al., "Effect of Alcohol Consumption on Biological Markers Associated with Risk of Coronary Heart Disease."
33 Anastasia Toufexis, "Why Men Can Outdrink Women," *Time,* June 24, 2001, http://content.time.com/time/magazine/article/0,9171,153672,00.html.
34 P. J. Cook, *Paying the Tab: The Economics of Alcohol Policy* (Princeton, NJ: Princeton University Press; 2007), xiii.
35 Centers for Disease Control and Prevention, "Vital Signs: Binge Drinking Prevalence, Frequency, and Intensity Among Adults — United States, 2010," *Morbidity and Mortality Weekly Report* 61, no. 1 (2012): 14.
36 L. A. Teplin, J. A. Jakubowski, K. M. Abram, N. D. Olson, M. L. Stokes, and L. J. Welty, "Firearm Homicide and Other Causes of Death in Delinquents: A 16-Year Prospective Study," *Pediatrics* 134, no. 1 (2014): 66–73.
37 R. C. Shorey, G. L. Stuart, T. M. Moore, and J. K. McNulty, "The Temporal Relationship Between Alcohol, Marijuana, Angry Affect, and Dating Violence Perpetration: A Daily Diary Study with Female College Students," *Psychology of Addictive Behaviors* 28, no. 2 (2014): 516–23.
38 "Fall Semester—a Time for Parents to Discuss the Risks of College Drinking," National Institute on Alcohol Abuse and Alcoholism, updated October 2016, https://pubs.niaaa.nih.gov/publications/CollegeFactSheet/back_to_collegeFact.htm.
39 A. White and R. Hingson, "The Burden of Alcohol Use: Excessive Alcohol Consumption and Related Consequences Among College Students," *Alcohol Research: Current Reviews* 35, no. 2 (2014): 201.
40 C. Lopez-Quintero, J. Perez de los Cobos, D. S. Hasin, M. Okuda, S. Wang, B. F. Grant,

Preventive Medicine 46, no. 3 (2014): S16–25.
9 S. Cai, Y. Li, Y. Ding, K. Chen, and M. Jin, "Alcohol Drinking and the Risk of Colorectal Cancer Death: A Meta-analysis," *European Journal of Cancer Prevention* 23, no. 6 (2014): 532–39.
10 C. Pelucchi, C. Galeone, I. Tramacere, V. Bagnardi, E. Negri, F. Islami, et al., "Alcohol Drinking and Bladder Cancer Risk: A Meta-analysis," *Annals of Oncology* 23, no. 6 (2012): 1586–93.
11 M. Rota, E. Pasquali, L. Scotti, C. Pelucchi, I. Tramacere, F. Islami, et al., "Alcohol Drinking and Epithelial Ovarian Cancer Risk. A Systematic Review and Metaanalysis," *Gynecologic Oncology* 125, no. 3 (2012): 758–63.
12 M. Jin, S. Cai, J. Guo, Y. Zhu, M. Li, Y. Yu, et al., "Alcohol Drinking and All Cancer Mortality: A Meta-analysis," *Annals of Oncology* 24, no. 3 (2013): 807–16.
13 A. Britton, A. Singh-Manoux, and M. Marmot, "Alcohol Consumption and Cognitive Function in the Whitehall II Study," *American Journal of Epidemiology* 160, no. 3 (2004): 240–47.
14 A. A. Howard, J. H. Arnsten, and M. N. Gourevitch, "Effect of Alcohol Consumption on Diabetes Mellitus: A Systematic Review," *Annals of Internal Medicine* 140, no. 3 (2004): 211–19.
15 Y. Gepner, R. Golan, I. Harman-Boehm, Y. Henkin, D. Schwarzfuchs, I. Shelef, et al., "Effects of Initiating Moderate Alcohol Intake on Cardiometabolic Risk in Adults with Type 2 Diabetes: A 2-Year Randomized, Controlled Trial," *Annals of Internal Medicine* 163, no. 8 (2015): 569–79.
16 Y. Gepner, Y. Henkin, D. Schwarzfuchs, R. Golan, R. Durst, I. Shelef, et al., "Differential Effect of Initiating Moderate Red Wine Consumption on 24-h Blood Pressure by Alcohol Dehydrogenase Genotypes: Randomized Trial in Type 2 Diabetes," *American Journal of Hypertension* 29, no. 4 (2016): 476–83.
17 C. B. McFadden, C. M. Brensinger, J. A. Berlin, and R. R. Townsend, "Systemic Review of the Effect of Daily Alcohol Intake on Blood Pressure," *American Journal of Hypertension* 18, no. 2 (2005): 276–86.
18 D. W. Droste, C. Iliescu, M. Vaillant, M. Gantenbein, N. De Bremaeker, C. Lieunard, et al., "A Daily Glass of Red Wine and Lifestyle Changes Do Not Affect Arterial Blood Pressure and Heart Rate in Patients with Carotid Arteriosclerosis After 4 and 20 Weeks," *Cerebrovascular Diseases Extra* 3, no. 1 (2013): 121–29.
19 D. W. Droste, C. Iliescu, M. Vaillant, M. Gantenbein, N. De Bremaeker, C. Lieunard, et al., "A Daily Glass of Red Wine Associated with Lifestyle Changes Independently Improves Blood Lipids in Patients with Carotid Arteriosclerosis: Results from a Randomized Controlled Trial," *Nutrition Journal* 12, no. 1 (2013): 147.
20 S. E. Brien, P. E. Ronksley, B. J. Turner, K. J. Mukamal, and W. A. Ghali, "Effect of Alcohol Consumption on Biological Markers Associated with Risk of Coronary Heart Disease: Systematic Review and Meta-analysis of Interventional Studies," *BMJ* 342 (2011): d636.
21 I. R. White, D. R. Altmann, and K. Nanchahal, "Alcohol Consumption and Mortality: Modelling Risks for Men and Women at Different Ages," *BMJ* 325, no. 7357 (2002): 191.
22 U.S. Department of Health and Human Services and U.S. Department of Agriculture,

Therapeutics 32, no. 4 (2010): 573–81.
23 G. L. Petersen, N. B. Finnerup, L. Colloca, M. Amanzio, D. D. Price, T. S. Jensen, et al., "The Magnitude of Nocebo Effects in Pain: A Meta-analysis," *Pain* 155, no. 8 (2014): 1426–34.
24 H. S. Kim, K. G. Patel, E. Orosz, N. Kothari, M. F. Demyen, N. Pyrsopoulos, et al., "Time Trends in the Prevalence of Celiac Disease and Gluten-Free Diet in the US Population: Results from the National Health and Nutrition Examination Surveys 2009–2014," *JAMA Internal Medicine* 176, no. 11 (2016): 1716–17.
25 Ibid.
26 U. Volta, G. Caio, F. Tovoli, and R. De Giorgio, "Non-celiac Gluten Sensitivity: Questions Still to Be Answered Despite Increasing Awareness," *Cellular & Molecular Immunology* 10, no. 5 (2013): 383–92.
27 Nancy Shute, "Gluten Goodbye: OneThird of Americans Say They're Trying to Shun It," Eating and Health, *The Salt: What's on Your Plate,* NPR, March 9, 2013, http://www.npr.org/sections/thesalt/2013/03/09/173840841/gluten-goodbye-one-third-of-americans-say-theyre-trying-to-shun-it.
28 Jargon, "The Gluten-Free Craze."

第6章　酒

1 P. Boffetta and L. Garfinkel, "Alcohol Drinking and Mortality Among Men Enrolled in an American Cancer Society Prospective Study," *Epidemiology* 1, no. 5 (1990): 342–48.
2 M. Gronbaek, D. Johansen, U. Becker, H. O. Hein, P. Schnohr, G. Jensen, et al., "Changes in Alcohol Intake and Mortality: A Longitudinal Population-Based Study," *Epidemiology* 15, no. 2 (2004): 222–28.
3 R. Doll, R. Peto, E. Hall, K. Wheatley, and R. Gray, "Mortality in Relation to Consumption of Alcohol: 13 Years' Observations on Male British Doctors," *BMJ* 309, no. 6959 (1994): 911–18; M. Gronbaek, U. Becker, D. Johansen, A. Gottschau, P. Schnohr, H. O. Hein, et al., "Type of Alcohol Consumed and Mortality from All Causes, Coronary Heart Disease, and Cancer," *Annals of Internal Medicine* 133, no. 6 (2000): 411–19.
4 C. J. Holahan, K. K. Schutte, P. L. Brennan, C. K. Holahan, B. S. Moos, and R. H. Moos, "Late-Life Alcohol Consumption and 20-Year Mortality," *Alcoholism: Clinical and Experimental Research* 34, no. 11 (2010): 1961–71.
5 K. J. Mukamal, K. M. Conigrave, M. A. Mittleman, C.A.J. Camargo, M. J. Stampfer, W. C. Willett, et al., "Roles of Drinking Pattern and Type of Alcohol Consumed in Coronary Heart Disease in Men," *New England Journal of Medicine* 348, no. 2 (2003): 109–18.
6 M. J. Thun, R. Peto, A. D. Lopez, J. H. Monaco, S. J. Henley, C.W.J. Heath, et al., "Alcohol Consumption and Mortality Among Middle-Aged and Elderly U.S. Adults," *New England Journal of Medicine* 337, no. 24 (1997): 1705–14.
7 S. M. Zhang, I.-M. Lee, J. E. Manson, N. R. Cook, W. C. Willett, and J. E. Buring, "Alcohol Consumption and Breast Cancer Risk in the Women's Health Study," *American Journal of Epidemiology* 165, no. 6 (2007): 667–76.
8 C. Scoccianti, B. Lauby-Secretan, P. Y. Bello, V. Chajes, and I. Romieu, "Female Breast Cancer and Alcohol Consumption: A Review of the Literature," *American Journal of*

Prospective Study of the Prevalence of Undiagnosed Coeliac Disease in Laboratory Defined Iron and Folate Deficiency," *Journal of Clinical Pathology* 55, no. 10 (2002): 754–57.

9 S. J. Genuis and T. P. Bouchard, "Celiac Disease Presenting as Autism," *Journal of Child Neurology* 25, no. 1 (2010): 114–19.

10 U.S. Preventive Services Task Force, "Draft Recommendation Statement: Celiac Disease; Screening" (May 30, 2016), https://www.uspreventiveservicestaskforce.org/Page/Document/draft-recommendation-statement150/celiac-disease-screening.

11 J. R. Biesiekierski, E. D. Newnham, P. M. Irving, J. S. Barrett, M. Haines, J. D. Doecke, et al., "Gluten Causes Gastrointestinal Symptoms in Subjects Without Celiac Disease: A Double-Blind Randomized Placebo-Controlled Trial," *American Journal of Gastroenterology* 106, no. 3 (2011): 508–14.

12 D. Perlmutter with K. Loberg, *Grain Brain: The Surprising Truth About Wheat, Carbs, and Sugar — Your Brain's Silent Killers* (New York: Little, Brown, 2013), x.

13 D. D. Kasarda, "Can an Increase in Celiac Disease Be Attributed to an Increase in the Gluten Content of Wheat as a Consequence of Wheat Breeding?," *Journal of Agricultural and Food Chemistry* 61, no. 6 (2013): 1155–59.

14 "Wheat's Role in the U.S. Diet," U.S. Department of Agriculture, Economic Research Service, last updated October 26, 2016, https://www.ers.usda.gov/topics/crops/wheat/wheats-role-in-the-us-diet/.

15 Stephanie Strom, "A Big Bet on Gluten-Free," Business Day, *New York Times,* February 17, 2014, https://www.nytimes.com/2014/02/18/business/food-industry-wagers-big-on-gluten-free.html.

16 J. R. Biesiekierski, S. L. Peters, E. D. Newnham, O. Rosella, J. G. Muir, and P. R. Gibson, "No Effects of Gluten in Patients with Self-Reported Non-celiac Gluten Sensitivity After Dietary Reduction of Fermentable, Poorly Absorbed, Short-Chain Carbohydrates," *Gastroenterology* 145, no. 2 (2013): 320–28.e1–3.

17 J. R. Biesiekierski, E. D. Newnham, S. J. Shepherd, J. G. Muir, and P. R. Gibson, "Characterization of Adults with a Self-Diagnosis of Nonceliac Gluten Sensitivity," *Nutrition in Clinical Practice* 29, no. 4 (2014): 504–9.

18 W. Dickey and N. Kearney, "Overweight in Celiac Disease: Prevalence, Clinical Characteristics, and Effect of a Gluten-Free Diet," *American Journal of Gastroenterology* 101, no. 10 (2006): 2356–59.

19 E. Valletta, M. Fornaro, M. Cipolli, S. Conte, F. Bissolo, and C. Danchielli, "Celiac Disease and Obesity: Need for Nutritional Follow-Up After Diagnosis," *European Journal of Clinical Nutrition* 64, no. 11 (2010): 1371–72.

20 Julie Jargon, "The Gluten-Free Craze: Is It Healthy?," *Wall Street Journal,* June 22, 2014, http://online.wsj.com/articles/how-we-eat-the-gluten-free-craze-is-it-healthy-1403491041.

21 B. Lebwohl, Y. Cao, G. Zong, F. B. Hu, P.H.R. Green, A. I. Neugut, et al., "Long Term Gluten Consumption in Adults Without Celiac Disease and Risk of Coronary Heart Disease: Prospective Cohort Study," *BMJ* 357 (2017): j1892.

22 D. Wild, G. G. Robins, V. J. Burley, and P. D. Howdle, "Evidence of High Sugar Intake, and Low Fibre and Mineral Intake, in the Gluten-Free Diet," *Alimentary Pharmacology &*

Changes in Relation to Urinary Sodium Excretion," *JAMA* 305, no. 17 (2011): 1777–85.
9 A. Mente, M. O'Donnell, S. Rangarajan, G. Dagenais, S. Lear, M. McQueen, et al., "Associations of Urinary Sodium Excretion with Cardiovascular Events in Individuals with and Without Hypertension: A Pooled Analysis of Data from Four Studies," *Lancet* 388, no. 10043 (2016): 465–75.
10 U.S. Department of Health and Human Services and U.S. Department of Agriculture, *2015–2020 Dietary Guidelines.*
11 Centers for Disease Control and Prevention, "Get the Facts: Sources of Sodium in Your Diet" (Atlanta, April 2016), https://www.cdc.gov/salt/pdfs/sources_of_sodium.pdf.
12 "Xtreme Eating 2016," Center for Science in the Public Interest, https://cspinet.org/eating-healthy/foods-avoid/xtreme2016.
13 M. L. Caruso and K. W. Cullen, "Quality and Cost of Student Lunches Brought from Home," *JAMA Pediatrics* 169, no. 1 (2015): 86– 90.
14 A. A. Patel, N. V. Lopez, H. T. Lawless, V. Njike, M. Beleche, and D. L. Katz, "Reducing Calories, Fat, Saturated Fat, and Sodium in Restaurant Menu Items: Effects on Consumer Acceptance," *Obesity* 24 (2016): 2497– 2508.
15 Mente et al., "Associations of Urinary Sodium Excretion."
16 U.S. Food and Drug Administration, "FDA Issues Draft Guidance to Food Industry for Voluntarily Reducing Sodium in Processed and Commercially Prepared Food," press release, June 1, 2016.

第５章　グルテン

1 A. Sapone, J. C. Bai, C. Ciacci, J. Dolinsek, P. H. Green, M. Hadjivassiliou, et al., "Spectrum of Gluten-Related Disorders: Consensus on New Nomenclature and Classification," *BMC Medicine* 10, no. 1 (2012): 1–12.
2 B. I. Nwaru, L. Hickstein, S. S. Panesar, G. Roberts, A. Muraro, and A. Sheikh, "Prevalence of Common Food Allergies in Europe: A Systematic Review and Metaanalysis," *Allergy* 69, no. 8 (2014): 992–1007
3 A. J. Lee, M. Thalayasingam, and B. W. Lee, "Food Allergy in Asia: How Does It Compare?," *Asia Pacific Allergy* 3, no. 1 (2013): 3–14.
4 C. A. Keet, E. C. Matsui, G. Dhillon, P. Lenehan, M. Paterakis, and R. A. Wood, "The Natural History of Wheat Allergy," *Annals of Allergy, Asthma & Immunology* 102, no. 5 (2009): 410–15.
5 A. Rubio-Tapia, J. F. Ludvigsson, T. L. Brantner, J. A. Murray, and J. E. Everhart, "The Prevalence of Celiac Disease in the United States," *American Journal of Gastroenterology* 107, no. 10 (2012): 1538–44.
6 R. D. Zipser, M. Farid, D. Baisch, B. Patel, and D. Patel, "Physician Awareness of Celiac Disease," *Journal of General Internal Medicine* 20, no. 7 (2005): 644–46.
7 A. C. Ford, W. D. Chey, N. J. Talley, A. Malhotra, B. R. Spiegel, and P. Moayyedi, "Yield of Diagnostic Tests for Celiac Disease in Individuals with Symptoms Suggestive of Irritable Bowel Syndrome: Systematic Review and Meta-analysis," *Archives of Internal Medicine* 169, no. 7 (2009): 651–58.
8 M. R. Howard, A. J. Turnbull, P. Morley, P. Hollier, R. Webb, and A. Clarke, "A

6 J. D. Griffin and A. H. Lichtenstein, "Dietary Cholesterol and Plasma Lipoprotein Profiles: Randomized-Controlled Trials," *Current Nutrition Reports* 2, no. 4 (2013): 274–82.
7 J. W. Vaupel and J. D. Graham, "Egg in Your Bier?," *Public Interest* (Winter 1980): 3–17.
8 "Scientific Report of the 2015 Dietary Guidelines Advisory Committee" (U.S. Department of Agriculture and U.S. Department of Health and Human Services, first print, February 2015), https://health.gov/dietaryguidelines/2015scientific-report/PDFs/Scientific-Report-of-the-2015-Dietary-Guidelines-AdvisoryCommittee.pdf.
9 U.S. Department of Health and Human Services and U.S. Department of Agriculture, *2015–2020 Dietary Guidelines for Americans,* 8th ed. (December 2015), https://health.gov/dietaryguidelines/2015/guidelines/.
10 "Salmonella and Eggs," Centers for Disease Control and Prevention, https://www.cdc.gov/features/salmonellaeggs/.
11 Paul Patterson, "Egg Quality Assurance Programs," *New York Times,* updated August 25, 2010, https://www.nytimes.com/roomfordebate/2010/8/24/why-eggs-became-a-salmonella-hazard/egg-quality-assuranceprograms.
12 B. K. Hope, R. Baker, E. D. Edel, A. T. Hogue, W. D. Schlosser, R. Whiting, et al., "An Overview of the *Salmonella enteritidis* Assessment for Shell Eggs and Egg Products," *Risk Analysis* 22, no. 2 (2002): 203–18.

第４章　塩

1 Institute of Medicine, Committee on Strategies to Reduce Sodium Intake, "Taste and Flavor Roles of Sodium in Foods: A Unique Challenge to Reducing Sodium Intake," in *Strategies to Reduce Sodium Intake in the United States,* ed. J. E. Henney, C. L. Taylor, and C. S. Boon (Washington, DC: National Academies Press, 2010), https://www.ncbi.nlm.nih.gov/books/NBK50958/.
2 G. MacGregor and H. E. De Wardener, *Salt, Diet and Health: Neptune's Poisoned Chalice; The Origins of High Blood Pressure* (Cambridge: Cambridge University Press, 1998), xi.
3 W. C. Roberts, "Facts and Ideas from Anywhere," editorial, *Proceedings (Baylor University Medical Center)* 14, no. 3 (2001): 314–22.
4 MacGregor and De Wardener, *Salt, Diet and Health,* xi.
5 A. Mente, M. J. O'Donnell, S. Rangarajan, M. J. McQueen, P. Poirier, A. Wielgosz, et al., "Association of Urinary Sodium and Potassium Excretion with Blood Pressure," *New England Journal of Medicine* 371, no. 7 (2014): 601–11.
6 M. O'Donnell, A. Mente, S. Rangarajan, M. J. McQueen, X. Wang, L. Liu, et al., "Urinary Sodium and Potassium Excretion, Mortality, and Cardiovascular Events," *New England Journal of Medicine* 371, no. 7 (2014): 612–23.
7 Institute of Medicine, Committee on the Consequences of Sodium Reduction in the Population, *Sodium Intake in Populations: Assessment of Evidence,* ed. B. L. Strom, A. L. Yaktine, and M. Oria (Washington, DC: National Academies Press, 2013).
8 K. Stolarz-Skrzypek, T. Kuznetsova, L. Thijs, V. Tikhonoff, J. Seidlerova, T. Richart, et al., "Fatal and Nonfatal Outcomes, Incidence of Hypertension, and Blood Pressure

Goldbohm, et al., "Longitudinal Changes in BMI in Older Adults Are Associated with Meat Consumption Differentially, by Type of Meat Consumed," *Journal of Nutrition* 142, no. 2 (2012): 340–49.
26 S. C. Larsson and N. Orsini, "Red Meat and Processed Meat Consumption and All-Cause Mortality: A Meta-analysis," *American Journal of Epidemiology* 179, no. 3 (2014): 282–89.
27 "Q&A on the Carcinogenicity of the Consumption of Red Meat and Processed Meat," World Health Organization, October 2015, http://www.who.int/features/qa/cancer-red-meat/en/.
28 D.S.M. Chan, R. Lau, D. Aune, R. Vieira, D. C. Greenwood, E. Kampman, et al., "Red and Processed Meat and Colorectal Cancer Incidence: Meta-analysis of Prospective Studies," *PLOS ONE* 6, no. 6 (2011): e20456.
29 E. Lanza, B. Yu, G. Murphy, P. S. Albert, B. Caan, J. R. Marshall, et al., "The Polyp Prevention Trial Continued Follow-Up Study: No Effect of a Low-Fat, High-Fiber, High-Fruit, and -Vegetable Diet on Adenoma Recurrence Eight Years After Randomization," *Cancer Epidemiology, Biomarkers & Prevention* 16, no. 9 (2007): 1745–52.
30 S. A. Beresford, K. C. Johnson, C. Ritenbaugh, N. L. Lasser, L. G. Snetselaar, H. R. Black, et al., "Low-Fat Dietary Pattern and Risk of Colorectal Cancer: The Women's Health Initiative Randomized Controlled Dietary Modification Trial," *JAMA* 295, no. 6 (2006): 643–54.
31 "Agents Classified by the *IARC Monographs,* Volumes 1–118," *IARC Monographs on the Evaluation of Carcinogenic Risks to Humans,* April 13, 2017, http://monographs.iarc.fr/ENG/Classification/.
32 Ibid. (Search list of classifications.)

第3章　卵

1 National Cholesterol Education Program, "What Is Cholesterol?," in *Third Report of the National Cholesterol Education Program (NCEP) Expert Panel on Detection, Evaluation, and Treatment of High Blood Cholesterol in Adults (Adult Treatment Panel III): Final Report* (National Institutes of Health, National Heart, Lung, and Blood Institute, September 2002), https://www.nhlbi.nih.gov/sites/www.nhlbi.nih.gov/files/Circulation-2002-ATP-III-Final-Report-PDF-3143.pdf.
2 "Expert Panel on Integrated Guidelines for Cardiovascular Health and Risk Reduction in Children and Adolescents: Summary Report," *Pediatrics* 128, suppl. 5 (2011): S213–56.
3 T. B. Newman, M. J. Pletcher, and S. B. Hulley, "Overly Aggressive New Guidelines for Lipid Screening in Children: Evidence of a Broken Process," *Pediatrics* 130, no. 2 (2012): 349–52.
4 K. L. Herron, I. E. Lofgren, M. Sharman, J. S. Volek, and M. L. Fernandez, "High Intake of Cholesterol Results in Less Atherogenic Low-Density Lipoprotein Particles in Men and Women Independent of Response Classification," *Metabolism: Clinical and Experimental* 53, no. 6 (2004): 823–30.
5 M. L. Fernandez, "Dietary Cholesterol Provided by Eggs and Plasma Lipoproteins in Healthy Populations," *Current Opinion in Clinical Nutrition and Metabolic Care* 9, no. 1 (2006): 8–12.

91, no. 6 (2010): 1752–63.
11 B. Xu, J. Sun, Y. Sun, L. Huang, Y. Tang, and Y. Yuan, "No Evidence of Decreased Risk of Colorectal Adenomas with White Meat, Poultry, and Fish Intake: A Meta-analysis of Observational Studies," *Annals of Epidemiology* 23, no. 4 (2013): 215– 22.
12 K. Esposito, C. M. Kastorini, D. B. Panagiotakos, and D. Giugliano, "Prevention of Type 2 Diabetes by Dietary Patterns: A Systematic Review of Prospective Studies and Meta-analysis," *Metabolic Syndrome and Related Disorders* 8, no. 6 (2010): 471–76.
13 R. Estruch, E. Ros, J. Salas-Salvadó, M.-I. Covas, D. Corella, F. Arós, et al., "Primary Prevention of Cardiovascular Disease with a Mediterranean Diet," *New England Journal of Medicine* 368, no. 14 (2013): 1279–90.
14 F. Marangoni, G. Corsello, C. Cricelli, N. Ferrara, A. Ghiselli, L. Lucchin, et al., "Role of Poultry Meat in a Balanced Diet Aimed at Maintaining Health and Wellbeing: An Italian Consensus Document," *Food & Nutrition Research* 59 (2015): 27606.
15 P. R. Carr, V. Walter, H. Brenner, and M. Hoffmeister, "Meat Subtypes and Their Association with Colorectal Cancer: Systematic Review and Meta-analysis," *International Journal of Cancer* 138, no. 2 (2016): 293–302.
16 Esposito et al., "Prevention of Type 2 Diabetes by Dietary Patterns."
17 M. S. Farvid, A. F. Malekshah, A. Pourshams, H. Poustchi, S. G. Sepanlou, M. Sharafkhah, et al., "Dietary Protein Sources and All-Cause and Cause-Specific Mortality: The Golestan Cohort Study in Iran," *American Journal of Preventive Medicine* 52, no. 2 (2017): 237–48.
18 J. Wu, R. Zeng, J. Huang, X. Li, J. Zhang, J. C.-M. Ho, et al., "Dietary Protein Sources and Incidence of Breast Cancer: A Dose-Response Metaanalysis of Prospective Studies," *Nutrients* 8, no. 11 (2016): 730.
19 K. M. Wilson, L. A. Mucci, B. F. Drake, M. A. Preston, M. J. Stampfer, E. Giovannucci, et al., "Meat, Fish, Poultry, and Egg Intake at Diagnosis and Risk of Prostate Cancer Progression," *Cancer Prevention Research* 9, no. 12 (2016): 933–41.
20 R. Sinha, A. J. Cross, B. I. Graubard, M. F. Leitzmann, and A. Schatzkin, "Meat Intake and Mortality: A Prospective Study of over Half a Million People," *Archives of Internal Medicine* 169, no. 6 (2009): 562–71.
21 K. J. Murphy, R. L. Thomson, A. M. Coates, J. D. Buckley, and P.R.C. Howe, "Effects of Eating Fresh Lean Pork on Cardiometabolic Health Parameters," *Nutrients* 4, no. 7 (2012): 711–23.
22 K. J. Murphy, B. Parker, K. A. Dyer, C. R. Davis, A. Coates, J. D. Buckley, et al., "A Comparison of Regular Consumption of Fresh Lean Pork, Beef and Chicken on Body Composition: A Randomized Cross-Over Trial," *Nutrients* 6, no. 2 (2014): 682–96.
23 J. O. McArthur, N. M. Gough, P. Petocz, and S. Samman, "Inclusion of Pork Meat in the Diets of Young Women Reduces Their Intakes of Energy-Dense, Nutrient-Poor Foods: Results from a Randomized Controlled Trial," *Nutrients* 6, no. 6 (2014): 2320–32.
24 N. Stettler, M. M. Murphy, L. M. Barraj, K. M. Smith, and R. S. Ahima, "Systematic Review of Clinical Studies Related to Pork Intake and Metabolic Syndrome or Its Components," *Diabetes, Metabolic Syndrome and Obesity: Targets and Therapy* 6 (2013): 347–57.
25 A.M.J. Gilsing, M. P. Weijenberg, L.A.E. Hughes, T. Ambergen, P. C. Dagnelie, R. A.

31 P. C. Elwood, J. E. Pickering, D. I. Givens, and J. E. Gallacher, "The Consumption of Milk and Dairy Foods and the Incidence of Vascular Disease and Diabetes: An Overview of the Evidence," *Lipids* 45, no. 10 (2010): 925– 39.
32 K. J. Murphy, G. E. Crichton, K. A. Dyer, A. M. Coates, T. L. Pettman, C. Milte, et al., "Dairy Foods and Dairy Protein Consumption Is Inversely Related to Markers of Adiposity in Obese Men and Women," *Nutrients* 5, no. 11 (2013): 4665–84.
33 P. C. Elwood, D. I. Givens, A. D. Beswick, A. M. Fehily, J. E. Pickering, and J. Gallacher, "The Survival Advantage of Milk and Dairy Consumption: An Overview of Evidence from Cohort Studies of Vascular Diseases, Diabetes and Cancer," *Journal of the American College of Nutrition* 27, no. 6 (2008): 723s–34s.
34 "Scientific Report of the 2015 Dietary Guidelines Advisory Committee," part D, chapter 6 (U.S. Department of Agriculture and U.S. Department of Health and Human Services, first print, February 2015), https://health.gov/dietaryguidelines/2015-scientific-report/11-chapter-6/.

第2章　肉

1 M. Kushi with A. Jack, *The Cancer Prevention Diet: Michio Kushi's Nutritional Blueprint for the Prevention and Relief of Disease,* 1st ed. (New York: St. Martin's Press, 1983).
2 U.S. Department of Agriculture, *Agriculture Fact Book* (Washington, DC: Government Printing Office, 2003), 15.
3 D. Ornish, "The Myth of High-Protein Diets," *New York Times,* March 23, 2015, https://www.nytimes.com/2015/03/23/opinion/themyth-of-high-protein-diets.html.
4 M. E. Levine, J. A. Suarez, S. Brandhorst, P. Balasubramanian, C. W. Cheng, F. Madia, et al., "Low Protein Intake Is Associated with a Major Reduction in IGF-1, Cancer, and Overall Mortality in the 65 and Younger but Not Older Population," *Cell Metabolism* 19, no. 3 (2014): 407–17.
5 U.S. Department of Health and Human Services and U.S. Department of Agriculture, *2015–2020 Dietary Guidelines for Americans,* 8th ed. (December 2015), https://health.gov/dietaryguidelines/2015/guidelines/.
6 J. T. Cohen, D. C. Bellinger, and B. A. Shaywitz, "A Quantitative Analysis of Prenatal Methyl Mercury Exposure and Cognitive Development," *American Journal of Preventive Medicine* 29, no. 4 (2005): 353–65.
7 E. Oken, R. O. Wright, K. P. Kleinman, D. Bellinger, C. J. Amarasiriwardena, H. Hu, et al., "Maternal Fish Consumption, Hair Mercury, and Infant Cognition in a U.S. Cohort," *Environmental Health Perspectives* 113, no. 10 (2005): 1376–80.
8 D. Mozaffarian and E. B. Rimm, "Fish Intake, Contaminants, and Human Health: Evaluating the Risks and the Benefits," *JAMA* 296, no. 15 (2006): 1885–99.
9 G. Jiang, B. Li, X. Liao, and C. Zhong, "Poultry and Fish Intake and Risk of Esophageal Cancer: A Meta-analysis of Observational Studies," *Asia-Pacific Journal of Clinical Oncology* 12, no. 1 (2016): e82–91.
10 F. Kolahdooz, J. C. van der Pols, C. J. Bain, G. C. Marks, M. C. Hughes, D. C. Whiteman, et al., "Meat, Fish, and Ovarian Cancer Risk: Results from 2 Australian Case-Control Studies, a Systematic Review, and Meta-analysis," *American Journal of Clinical Nutrition*

15 A. E. Carroll, C. M. Sox, B. A. Tarini, S. Ringold, and D. A. Christakis, "Does Presentation Format at the Pediatric Academic Socie- ties' Annual Meeting Predict Subsequent Publication?," *Pediatrics* 112, no. 6 (2003): 1238.

16 D. K. Tobias, M. Chen, J. E. Manson, D. S. Ludwig, W. Willett, and F. B. Hu, "Effect of Low-Fat Diet Interventions Versus Other Diet Interventions on Long-Term Weight Change in Adults: A Systematic Review and Meta-analysis," *Lancet Diabetes & Endocrinology* 3, no. 12 (2015):968–79.

17 I. Shai, D. Schwarzfuchs, Y. Henkin, D. R. Shahar, S. Witkow, I. Greenberg, et al., "Weight Loss with a Low-Carbohydrate, Mediterranean, or Low-Fat Diet," *New England Journal of Medicine* 359, no. 3 (2008): 229–41.

18 A. I. Eidelman, R. J. Schanler, M. Johnston, S. Landers, L. Noble, K. Szucs, et al., "Breastfeeding and the Use of Human Milk," *Pediatrics* 129, no. 3 (2012): e827–41.

19 Institute of Medicine, Committee on Obesity Prevention Policies for Young Children, *Early Childhood Obesity Prevention Policies,* ed. L. L. Birch, A. C. Burns, and L. Parker (Washington, DC: National Academies Press, 2011), xii.

20 "Exclusive Breastfeeding," World Health Organization, http://www.who.int/nutrition/topics/exclusive_breastfeeding/en/.

21 "All About the Dairy Group," ChooseMyPlate.gov, https://www.choosemyplate.gov/dairy.

22 Loren Cordain, "Dairy: Milking It for All It's Worth," The Paleo Diet, http://thepaleodiet.com/dairy-milking-worth/.

23 A. Curry, "Archaeology: The Milk Revolution," *Nature* 500, no. 7460 (2013): 20–22.

24 H. A. Bischoff-Ferrari, B. Dawson-Hughes, J. A. Baron, J. A. Kanis, E. J. Orav, H. B. Staehelin, et al., "Milk Intake and Risk of Hip Fracture in Men and Women: A Meta-analysis of Prospective Cohort Studies," *Journal of Bone and Mineral Research* 26, no. 4 (2011): 833–39.

25 D. Feskanich, H. A. Bischoff-Ferrari, A. Frazier, and W. C. Willett, "Milk Consumption During Teenage Years and Risk of Hip Fractures in Older Adults," *JAMA Pediatrics* 168, no. 1 (2014): 54–60.

26 K. Michaëlsson, A. Wolk, S. Langenskiöld, S. Basu, E. Warensjö Lemming, H. Melhus, et al., "Milk Intake and Risk of Mortality and Fractures in Women and Men: Cohort Studies," *BMJ* 349 (2014): g6015.

27 H. A. Bischoff-Ferrari, B. Dawson-Hughes, J. A. Baron, P. Burckhardt, R. Li, D. Spiegelman, et al., "Calcium Intake and Hip Fracture Risk in Men and Women: A Meta-analysis of Prospective Cohort Studies and Randomized Controlled Trials," American Journal of Clinical Nutrition 86, no. 6 (2007): 1780–90.

28 I. R. Reid, M. J. Bolland, and A. Grey, "Effects of Vitamin D Supplements on Bone Mineral Density: A Systematic Review and Metaanalysis," *Lancet* 383, no. 9912 (2014): 146–55.

29 Michael Moss, "While Warning About Fat, U.S. Pushes Cheese Sales," *New York Times,* November 6, 2010, http://www.nytimes.com/2010/11/07/us/07fat.html.

30 D. Gao, N. Ning, C. Wang, Y. Wang, Q. Li, Z. Meng, et al., "Dairy Products Consumption and Risk of Type 2 Diabetes: Systematic Review and Dose-Response Meta-analysis," *PLOS ONE* 8, no. 9 (2013): e73965.

第1章　バター

1 D. Mozaffarian, M. B. Katan, A. Ascherio, M. J. Stampfer, and W. C. Willett, "Trans Fatty Acids and Cardiovascular Disease," *New England Journal of Medicine* 354, no. 15 (2006): 1601–13.
2 Food and Drug Administration, "Food Labeling: Trans Fatty Acids in Nutrition Labeling, Nutrient Content Claims, and Health Claims," 68 Fed. Reg. 41433–41506 (July 11, 2003), https://www.fda.gov/ohrms/dockets/98fr/03-17525.htm.
3 M. E. Levine, J. A. Suarez, S. Brandhorst, P. Balasubramanian, C. W. Cheng, F. Madia, et al., "Low Protein Intake Is Associated with a Major Reduction in IGF-1, Cancer, and Overall Mortality in the 65 and Younger but Not Older Population," *Cell Metabolism* 19, no. 3 (2014): 407–17.
4 J. T. Cohen, D. C. Bellinger, and B. A. Shaywitz, "A Quantitative Analysis of Prenatal Methyl Mercury Exposure and Cognitive Development," *American Journal of Preventive Medicine* 29, no. 4 (2005): 353–65.
5 E. Oken, R. O. Wright, K. P. Kleinman, D. Bellinger, C. J. Amarasiriwardena, H. Hu, et al., "Maternal Fish Consumption, Hair Mercury, and Infant Cognition in a U.S. Cohort," *Environmental Health Perspectives* 113, no. 10 (2005): 1376–80.
6 C. E. Ramsden, D. Zamora, S. Majchrzak-Hong, K. R. Faurot, S. K. Broste, R. P. Frantz, et al., "Re-evaluation of the Traditional Diet-Heart Hypothesis: Analysis of Recovered Data from Minnesota Coronary Experiment (1968– 73)," *BMJ* 353 (2016): i1246.
7 C. E. Ramsden, D. Zamora, B. Leelarthaepin, S. F. Majchrzak-Hong, K. R. Faurot, C. M. Suchindran, et al., "Use of Dietary Linoleic Acid for Secondary Prevention of Coronary Heart Disease and Death: Evaluation of Recovered Data from the Sydney Diet Heart Study and Updated Meta-analysis," *BMJ* 346 (2013): e8707.
8 Ramsden et al., "Re-evaluation of the Traditional Diet-Heart Hypothesis."
9 D. Mozaffarian, R. Micha, and S. Wallace, "Effects on Coronary Heart Disease of Increasing Polyunsaturated Fat in Place of Saturated Fat: A Systematic Review and Meta-analysis of Randomized Controlled Trials," *PLOS Medicine* 7, no. 3 (2010): e1000252.
10 L. Hooper, N. Martin, A. Abdelhamid, and G. Davey Smith, "Reduction in Saturated Fat Intake for Cardiovascular Disease," *Cochrane Database of Systematic Reviews,* no. 6 (2015).
11 R. Chowdhury, S. Warnakula, S. Kunutsor, F. Crowe, H. A. Ward, L. Johnson, et al., "Association of Dietary, Circulating, and Supplement Fatty Acids with Coronary Risk: A Systematic Review and Metaanalysis," *Annals of Internal Medicine* 160, no. 6 (2014): 398–406.
12 "Ancel Keys," The Seven Countries Study, 2016, http://www.sevencountriesstudy.com/about-the-study/investigators/ancel-keys/.
13 F. Song, L. Hooper, and Y. K. Loke, "Publication Bias: What Is It? How Do We Measure It? How Do We Avoid It?," *Open Access Journal of Clinical Trials* 5 (2013): 71–81.
14 F. Song, S. Parekh, L. Hooper, Y. K. Loke, and J. Ryder, "Dissemination and Publication of Research Findings: An Updated Review of Related Biases," *Health Technology Assessment* 14, no. 8 (2010): 234.

参考文献

はじめに

1 A. E. Carroll, M. M. Garrison, and D. A. Christakis, "A Systematic Review of Nonpharmacological and Nonsurgical Therapies for Gastroesophageal Reflux in Infants," Archives of Pediatrics & Adolescent Medicine 156, no. 2 (2002): 109–13.

2 S. K. Raatz, L. K. Johnson, and M. J. Picklo, "Consumption of Honey, Sucrose, and High-Fructose Corn Syrup Produces Similar Metabolic Effects in Glucose-Tolerant and -Intolerant Individuals," *Journal of Nutrition* 145, no. 10 (2015): 2265–72.

3 N. Wiebe, R. Padwal, C. Field, S. Marks, R. Jacobs, and M. Tonelli, "A Systematic Review on the Effect of Sweeteners on Glycemic Response and Clinically Relevant Outcomes," *BMC Medicine* 9 (2011): 123.

4 V. L. Choo and J. L. Sievenpiper, "The Ecologic Validity of Fructose Feeding Trials: Supraphysiological Feeding of Fructose in Human Trials Requires Careful Consideration When Drawing Conclusions on Cardiometabolic Risk," *Frontiers in Nutrition* 2 (2015): 12.

5 O. Turpeinin, M. Pekkarinen, M. Miettinen, R. Elosuo, and E. Paavilainen, "Dietary Prevention of Coronary Heart Disease: The Finnish Mental Hospital Study," *International Journal of Epidemiology* 8, no. 2 (1979): 99–118.

6 Mark Ware, *The STM Report: An Overview of Scientific and Scholarly Journal Publishing,* 4th ed. (The Hague: International Association of Scientific, Technical and Medical Publishers, 2015), 6, http://www.stm-assoc.org/2015_02_20_STM_Report_2015.pdf.

7 M. Song, T. T. Fung, F. B. Hu, W. C. Willett, V. D. Longo, A. T. Chan, et al., "Association of Animal and Plant Protein Intake with All-Cause and Cause-Specific Mortality," *JAMA Internal Medicine* 176, no. 10 (2016): 1453–63.

8 K.S.D. Kothapalli, K. Ye, M. S. Gadgil, S. E. Carlson, K. O. O'Brien, J. Y. Zhang, et al., "Positive Selection on a Regulatory Insertion-Deletion Polymorphism in FADS2 Influences Apparent Endogenous Synthesis of Arachidonic Acid," *Molecular Biology and Evolution* 33, no. 7 (2016): 1726–39.

9 J. D. Schoenfeld and J. P. Ioannidis, "Is Everything We Eat Associated with Cancer? A Systematic Cookbook Review," *American Journal of Clinical Nutrition* 97, no. 1 (2013): 127–34.

た

な

は

ま

ら

索引

アーロン・キャロル（Aaron Carroll）
インディアナ大学医学部小児科教授。小児医療や医療政策、医療制度改革に向けたインフォメーションテクノロジーを研究している。健康や医療についての啓蒙活動にも注力しており、CNNやウォールストリート・ジャーナル、ブルームバーグ・ニュース、ニューヨーク・タイムズに執筆するほか、人気のYouTube番組（Healthcare Triage）にも出演している。

寺町朋子（てらまち・ともこ）
翻訳家。京都大学薬学部卒業。企業で医薬品の研究開発に携わり、科学書出版社勤務を経て現在にいたる。訳書にハリス『生命科学クライシス』、デステノ『信頼はなぜ裏切られるのか』、ズデンドルフ『現実を生きるサル 空想を語るヒト』（以上白揚社）、トリー『神は、脳がつくった』（ダイヤモンド社）、キルシュ＆オーガス『新薬の狩人たち』（早川書房）ほか多数。

The Bad Food Bible
by **Aaron Carroll**
Copyright © 2017 by Aaron Carroll
Japanese translation rights arranged with Writers House LLC
through Japan UNI Agency, Inc.

ISBN978-4-8269-0217-5

科《か》学《がく》が暴《あば》く「食《た》べてはいけない」の嘘《うそ》

二〇二〇年三月二十六日　第一版第一刷発行

著　者　アーロン・キャロル
訳　者　寺町《てらまち》朋《とも》子《こ》
発行者　中村幸慈
発行所　株式会社　白揚社　©2020 in Japan by Hakuyosha
〒101-0062　東京都千代田区神田駿河台1-7
電話03-5281-9772　振替00130-1-25400
装　幀　bicamo designs
印刷・製本　中央精版印刷株式会社

酒の科学
アダム・ロジャース著　夏野徹也訳
酵母の進化から二日酔いまで

人類と酵母の出会いから、ワイン、ビール、ウイスキー、日本酒などの職人の技、フレーバーの感じ方や脳への影響、二日酔いのメカニズムまで、最も身近で最も謎多き飲み物である酒に、あらゆる角度から科学で迫る一冊。　四六判　382ページ　本体価格2600円

カフェインの真実
マリー・カーペンター著　黒沢令子訳
賢く利用するために知っておくべきこと

コーヒー、茶、清涼飲料、エナジードリンク、サプリ……多くの製品に含まれ、抜群の覚醒作用で人気のカフェイン。その効能や歴史から、中毒や副作用等の危険な弊害まで、世界を虜にする〈薬物〉の魅力と正体を探る。　四六判　368ページ　本体価格2500円

生命科学クライシス
リチャード・ハリス著　寺町朋子訳
新薬開発の危ない現場

効果を再現できない医薬研究、約9割——命を救うはずの研究が無用な臨床試験、誤った情報、虚しい希望を生み出し続けている。ずさんな研究はなぜ横行するのか？　医薬研究の衝撃の実態を暴く問題作。　四六判　302ページ　本体価格2700円

戦争がつくった現代の食卓
アナスタシア・マークス・デ・サルセド著　田沢恭子訳
軍と加工食品の知られざる関係

プロセスチーズ、パン、成型肉、レトルト食品、シリアルバー、さらには食品用ラップやプラスチック容器…身近な食品がどのように開発され、軍と科学技術がどんな役割を果たしてきたかを探る刺激的なノンフィクション。　四六判　384ページ　本体価格2600円

ダイエットの科学
ティム・スペクター著　熊谷玲美訳
「これを食べれば健康になる」のウソを暴く

脂肪の多い食事は体に悪い、朝食は必ずとるべきだ、ビタミンサプリで健康になれる……、これまで正しいとされてきた食事とダイエットの常識には間違いがいっぱい！　科学が解き明かす本当に体に良い食生活の秘密。　四六判　425ページ　本体価格2500円

経済情勢により、価格に多少の変更があることもありますのでご了承ください。
表示の価格に別途消費税がかかります。